AS TERAPIAS INICIÁTICAS

Henri e Claudine Czechorowski

AS TERAPIAS INICIÁTICAS

*Sessenta técnicas para o equilíbrio
do corpo e do espírito*

Tradução
OCTAVIO MENDES CAJADO

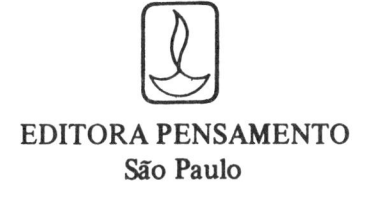

EDITORA PENSAMENTO
São Paulo

Título do original:
Les Thérapies Initiatiques
Soixante Techniques Pour Atteindre à L'équilibre du Corps et de L'esprit

Edição		Ano
1-2-3-4-5-6-7-8-9		94-95-96-97-98-99

Direitos de tradução para o Brasil
adquiridos com exclusividade pela
EDITORA PENSAMENTO LTDA.
Rua Dr. Mário Vicente, 374 – 04270-000 – São Paulo, SP – Fone: 272-1399
que se reserva a propriedade literária desta tradução.

Impresso em nossas oficinas gráficas.

Sumário

Prefácio de Michel Random

As terapias do homem feliz

Meditar como a árvore medita,
Olhar como o sol nos aclara,
Ouvir como o silêncio escuta,
Amar como a aurora resplendente.

O livro de Henri e Claudine Czechorowski é um convite, um manual prático, e também uma forma poética e cósmica de auto-realização.

Os dois propõem uma "viagem" ao centro de nós mesmos, mas com um pensamento soberano: esse centro é o manancial de todas as luzes, de todas as energias e de todos os conhecimentos. Descubra você a felicidade de estar em si próprio; tal é a chave, eficaz, cotidiana.

Essa chave pertence a uma sabedoria milenar, e os autores foram buscá-la na Índia, no Nepal e também na Europa e nos Estados Unidos, mediante um sem-número de experiências de "grupo". Atrevo-me a dizer que eles adquiriram a prática do inexprimível, aquela que faz de cada ser um aliado do céu e da terra: vale dizer, um ser completo.

Os caminhos são numerosos, explodem hoje debaixo das mais variadas formas e sob os nomes mais diversos. Os autores recolheram métodos de meditação, de postura e de visualização, às vezes pitorescos, mas que exigem um "sim", uma adesão, pelo menos provisória, para tentarmos compreender por nós mesmos.

Há muita saúde, dinamismo e bom humor neste livro. Ele ensina a incorporar o nosso ser a tudo o que nos cerca – cores, sons e formas. Um modo de dizer: assuma a posição, empenhe-se na ação e alguma coisa mudará na sua vida. Você não é um místico, nem um iluminado, nem um sábio. É simplesmente uma prodigiosa energia humana, que utiliza um milésimo dos poderes naturais e cósmicos que estão em você. É preciso fazer melhor; você pode fazer mais; o horizonte mais distante, na realidade, está ali, ao alcance da sua mão. Começar a querer mudar já é mudar. Começar a querer compreender já é compreender. Afinal de contas, o leitor também está livre para procurar aqui e ali. Cada qual deve aproveitar o que mais lhe convém. Em conclusão, diriam os autores, "que reine a felicidade"! Aprenda a ser feliz consigo mesmo, para tornar felizes também os que estão à sua volta.

Todas as técnicas consignadas nesta obra provêm da experiência pessoal do autor, adquirida por ocasião de diferentes formações, nos grupos de terapia e discipulado.

Este livro oferece os meios que proporcionam a abertura para certas realidades interiores e não pretende substituir a experiência vivida pela mediação de um Mestre, de um grupo ou de um terapeuta.

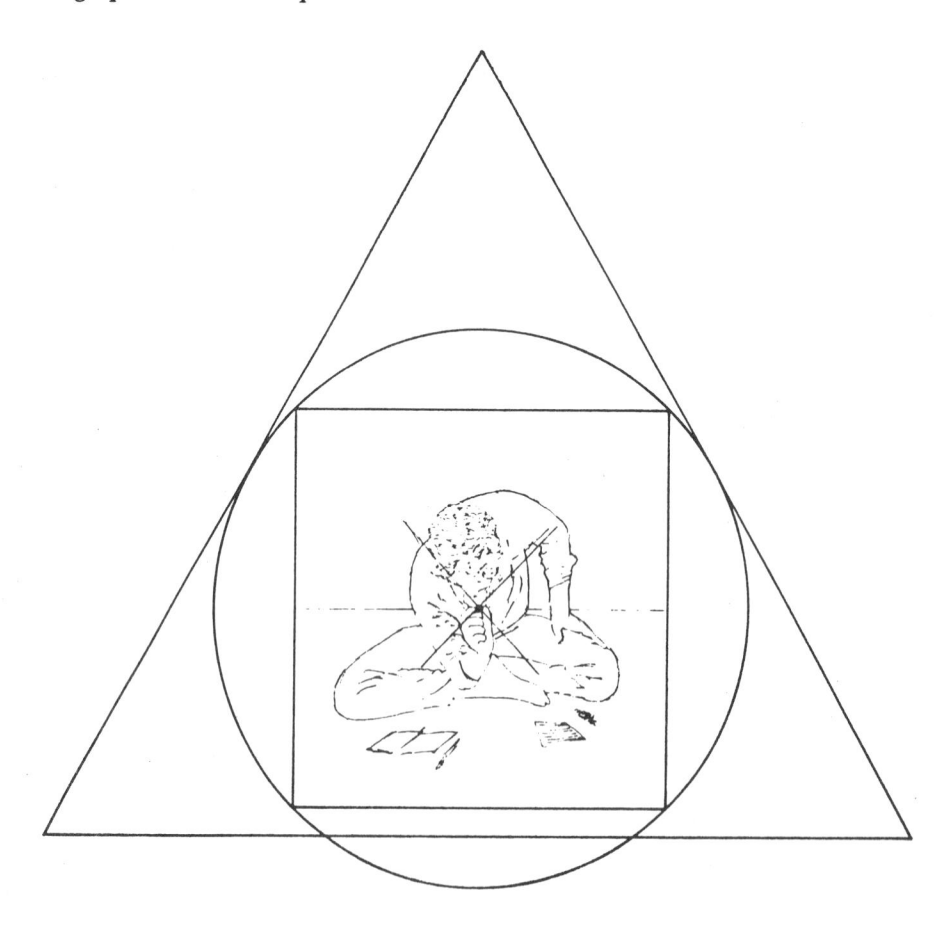

Prefácio

Esta obra apresenta sessenta técnicas agrupadas sob o título de *As Terapias Iniciáticas*. Poderíamos traduzi-lo por: "Mostrar o caminho que leva às profundezas do ser por meio de métodos ditos 'de cura'."

Essas técnicas dirigem-se a um novo tipo de "doente". Gozando de boa saúde física e psíquica, ele trabalha, tem um comportamento sociável e é capaz de cuidar de si mesmo. É amado e apreciado pelas pessoas que o cercam. Sua "doença" traduz-se geralmente por uma insatisfação que ele tenta explicar pela dificuldade de relacionar-se com um dos seus próximos ou com a sociedade. De fato, ele sente em si mesmo a força que poderia fazê-lo sair dos seus limites, mas sofre por não ser capaz de hauri-la em si próprio e poder, por essa maneira, exteriorizá-la, a fim de viver como um ser completo.

Ele tem tudo, pode tudo, mas não é o que ambiciona ser. Embora o seu comportamento seja "normal", ele se dá conta de que esse modo de ser é condicionado por elementos exteriores a si mesmo: a educação, a sociedade, a religião – em suma, por uma certa moral. Sente que o exterior o amolda e deseja reencontrar o seu ser essencial, que não está corrompido. Seu modo de percepção é "normal", mas ele sente que existe outro, mais sutil, menos lógico, menos analítico, menos mental.

Para pôr em evidência o seu mal-estar, uma quantidade de técnicas se lhe oferece. Atualmente, grande número de centros de desenvolvimento pessoal está se abrindo, trabalhando por meio das terapias iniciáticas. Pretendendo lançar as bases de uma ciência que tenha por objetivo a personalidade e os estágios da evolução humana, elas nos permitem, por intermédio de um trabalho regular e uma disciplina livremente consentida, tomar consciência dos nossos condicionamentos e, em seguida, modificar as nossas maneiras automáticas de ser. Essa introspecção vai resultar numa abertura da consciência que nos faculta a fruição de novos espaços interiores. Somente quando se cria um espaço (um vazio), alguma coisa nova pode entrar na consciência e operar em nós uma transformação radical. Poderíamos chamar-lhe a experiência vivida da transcendência, que constitui o material de base da evolução consciente, da maturação do eu real. Efetivamente, essa experiência é a verdadeira referência no presente trabalho.

Neste ponto, o autor aconselha todos aqueles e todas aquelas que nunca empreenderam nada nesse sentido a experimentar as técnicas propostas seguindo a progressão do livro, respeitando cada etapa, aceitando o desconhecido, abandonando os velhos comportamentos depois de terem compreendido, através da vivência pessoal, uma nova maneira de ser. Faz-se mister cultivar o que é novo no cotidiano e evitar as armadilhas do lado negativo e tagarela do mental, que assimila a informação à sua maneira e depois desacredita o que lhe poderia abalar o poder.

Quando respeitamos o ímpeto natural e o poder da experiência vivida, podemos entrar em ação e, a seguir, ver o resultado objetivo dos nossos atos.

Não há dúvida de que o descobrimento do próprio corpo, das próprias emoções e de um novo espaço meditativo reserva surpresas para quem segue esse caminho. Diante do desconhecido, é preciso ter a atitude justa, e o autor insiste no sentimento de aceitação dos fenômenos que se podem produzir, ainda que isso seja difícil. Tal atitude pode levar-nos a superar as primeiras recusas do corpo e do mental negativo diante dessas manifestações inesperadas. O desdém e a zombaria nunca devem responder aos descobrimentos, às vezes penosos, que despontam nesse caminho.

O autor oferece, portanto, uma experiência que pode desembocar no desejo de aprofundar uma técnica particular capaz, de acordo com a nossa personalidade, de surtir efeitos notáveis. Ele insiste no fato de que a prática é eficaz quando nos mostramos assíduos.

Desperta por meio do teu próprio esforço, observa-te e vive alegremente.

Tu és o senhor, tu és o refúgio.

Como um mercador que prepara um bom cavalo, domina-te.

Com alegria, paz e segurança, aproximas-te do país ditoso, do infinito, do presente, de ti mesmo.

A APROXIMAÇÃO

O SEGREDO

Às vezes, o simples fato de falar do que empreendemos ou do que desejamos empreender dispersa a energia de que precisaríamos para produzir certo resultado.

Aqui, o segredo assume um aspecto positivo, permitindo-lhe conservar a energia necessária para levar a cabo a sua ação.

Reforce, graças ao segredo, o impacto de certas técnicas que você venha a escolher neste livro.

CRIAÇÃO DE UM ESPAÇO PARA MEDITAR

Se você tiver espaço suficiente em sua casa ou no seu apartamento, reserve um lugarzinho para suas horas de meditação.

É importante que seja você a única pessoa a ocupar esse lugar, a fim de que ele se carregue da sua energia. Do mesmo modo, é importante que você não faça nele nenhuma outra coisa, pois cada atividade tem sua própria vibração.

Esse templozinho se carregará portanto, aos poucos, de uma atmosfera particular que o ajudará a aprofundar-se no mundo da meditação.

Escolha também uma hora regular para recolher-se ao lugar escolhido, visto que o corpo e o mental são mecanismos que, depois de algum tempo, o convidarão a entrar no espaço de meditação, tal como o convidam, numa determinada hora, a

---

Faz já muito tempo, uma província sofria uma seca tão terrível que seus habitantes decidiram apelar para um sábio que fizesse chover.

Ele aceitou com a condição de que lhe fornecessem uma cabanazinha isolada, para a qual pudesse retirar-se durante três dias e ver o que poderia fazer.

Não queria comida nem bebida.

No terceiro dia, uma chuva abundante se pôs a cair e homens e mulheres, cheios de reconhecimento, foram ter com ele e perguntaram-lhe:

– Como fizeste tamanho milagre?

Ele respondeu-lhes:

– Não fiz nada de mais a não ser colocar-me em ordem, pois sei que, se eu estiver em ordem, o mundo também estará em ordem!

---

alimentar-se, se os seus horários de refeições forem regulares. Este meio é útil, no princípio, para adquirir uma disciplina que cairá por si mesma quando esse estado se tiver tornado natural.

Arranje o seu canto, erga nele um altarzinho, sobre o qual colocará uma peça bonita de pano, uma vela, um despertador com um som agradável, um rosário composto de nove contas, uma planta verde ou quem sabe alguns objetos que lhe sejam particularmente caros.

Escolha uma almofada, um banquinho ou um pequeno tapete para sentar-se com toda a comodidade e conserve esse lugar muito limpo, pois ele só pertence a você e há de ser o reflexo da sua consciência.

A roupa que vestir durante esses momentos de recolhimento também tem importância. Deve ser confortável e muito agradável de usar.

AS POSIÇÕES

Entre as posições aqui apresentadas, escolha a que mais lhe convém, pois a meditação não exige sofrimento físico. A posição que lhe permitir permanecer imóvel durante uns vinte minutos, mais ou menos, sem que você sinta nenhuma dor, será a melhor para começar. A única condição a ser respeitada em todas as posições é manter as costas retas e os ombros distendidos.

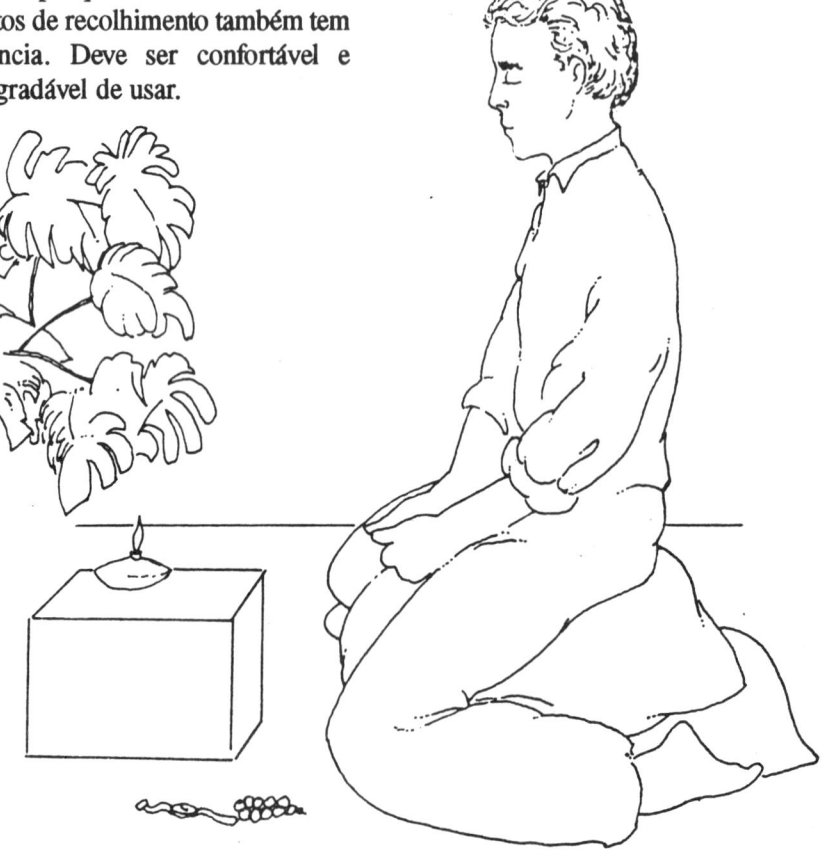

Sentado numa cadeira

Os joelhos mantêm-se dobrados em ângulo reto e as costas retas, sem tocar no espaldar. Os ombros permanecem distendidos.

Sentado encostado na parede

As costas permanecem retas, apoiadas na parede. A cabeça não encosta na parede. Ombros descontraídos, pernas estendidas e mãos colocadas sobre as coxas.

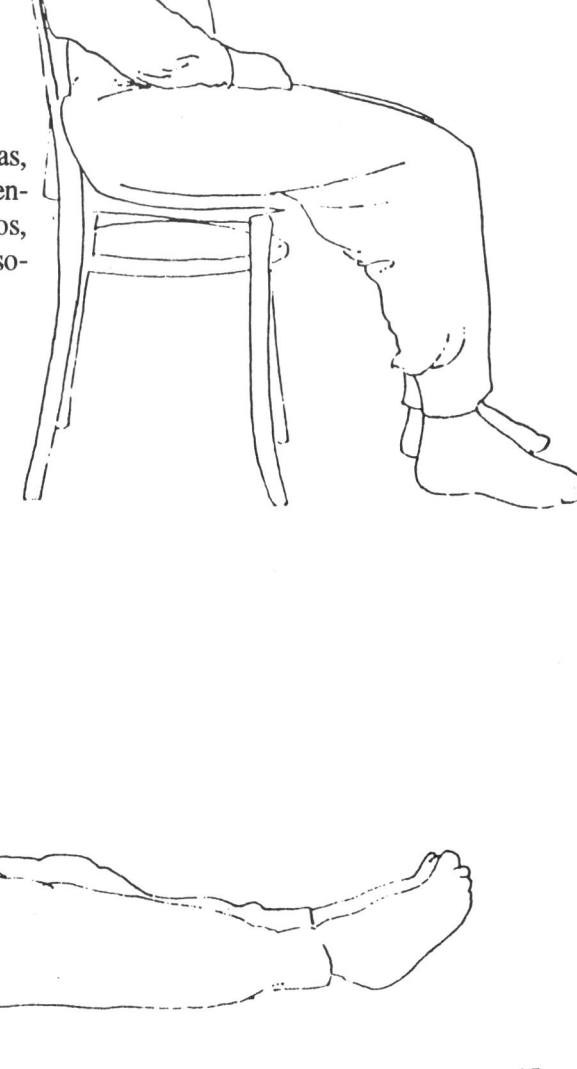

Sentado sobre os joelhos

Os calcanhares ficam diretamente debaixo das nádegas, ou se colocam algumas almofadas entre as pernas. As costas mantêm-se retas, as mãos repousam sobre as almofadas entre as coxas ou sobre as coxas.

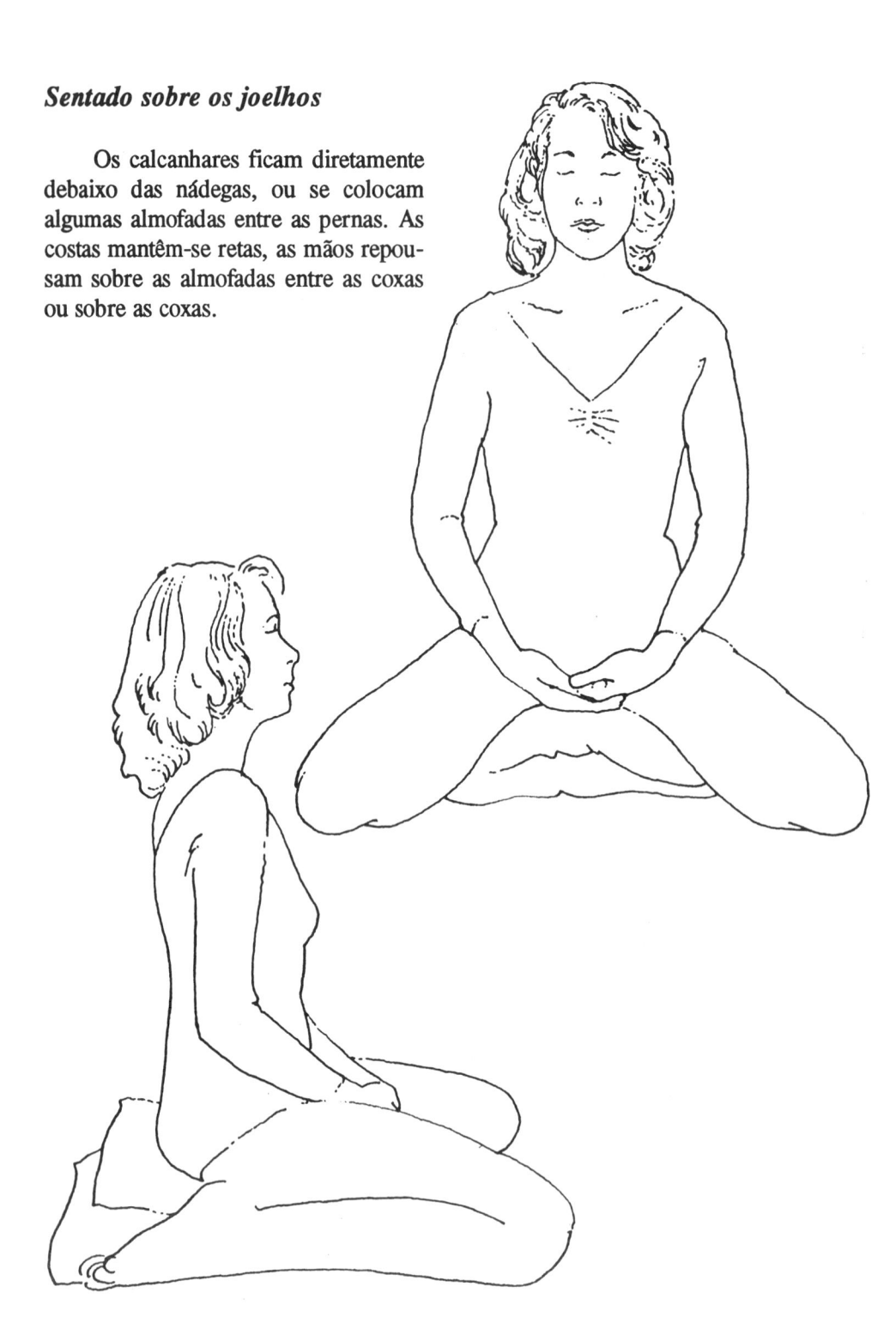

Sentado em semilótus

As costas permanecem retas e distendidas, as mãos mantêm-se colocadas sobre os joelhos ou repousam sobre o cruzamento dos tornozelos.

Sentado em lótus

As costas mantêm-se retas, os ombros distendidos.

POSIÇÕES DAS MÃOS

Posição zen

A mão esquerda descansa sobre a direita, os polegares se tocam. A circulação da energia se faz da direita para a esquerda (*yang*).

A POSIÇÃO DE DISTENSÃO CORPORAL

Depois de permanecer imóvel, sentado, por um longo momento, não se levante de pronto; não se apresse; coloque as mãos no chão e incline-se suavemente para a frente, estirando o corpo, como se se espreguiçasse. Depois que a testa tocar o solo, fique nessa posição até os músculos do corpo estarem completamente distendidos.

Por fim, desdobre as pernas devagar e sacuda-as por alguns instantes, a fim de restabelecer a circulação do sangue.

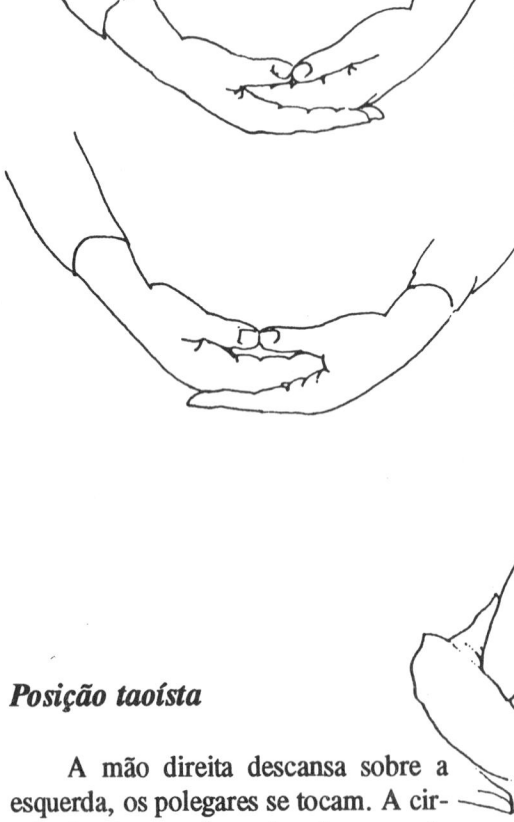

Posição taoísta

A mão direita descansa sobre a esquerda, os polegares se tocam. A circulação de energia se faz da esquerda para a direita (*yin*).

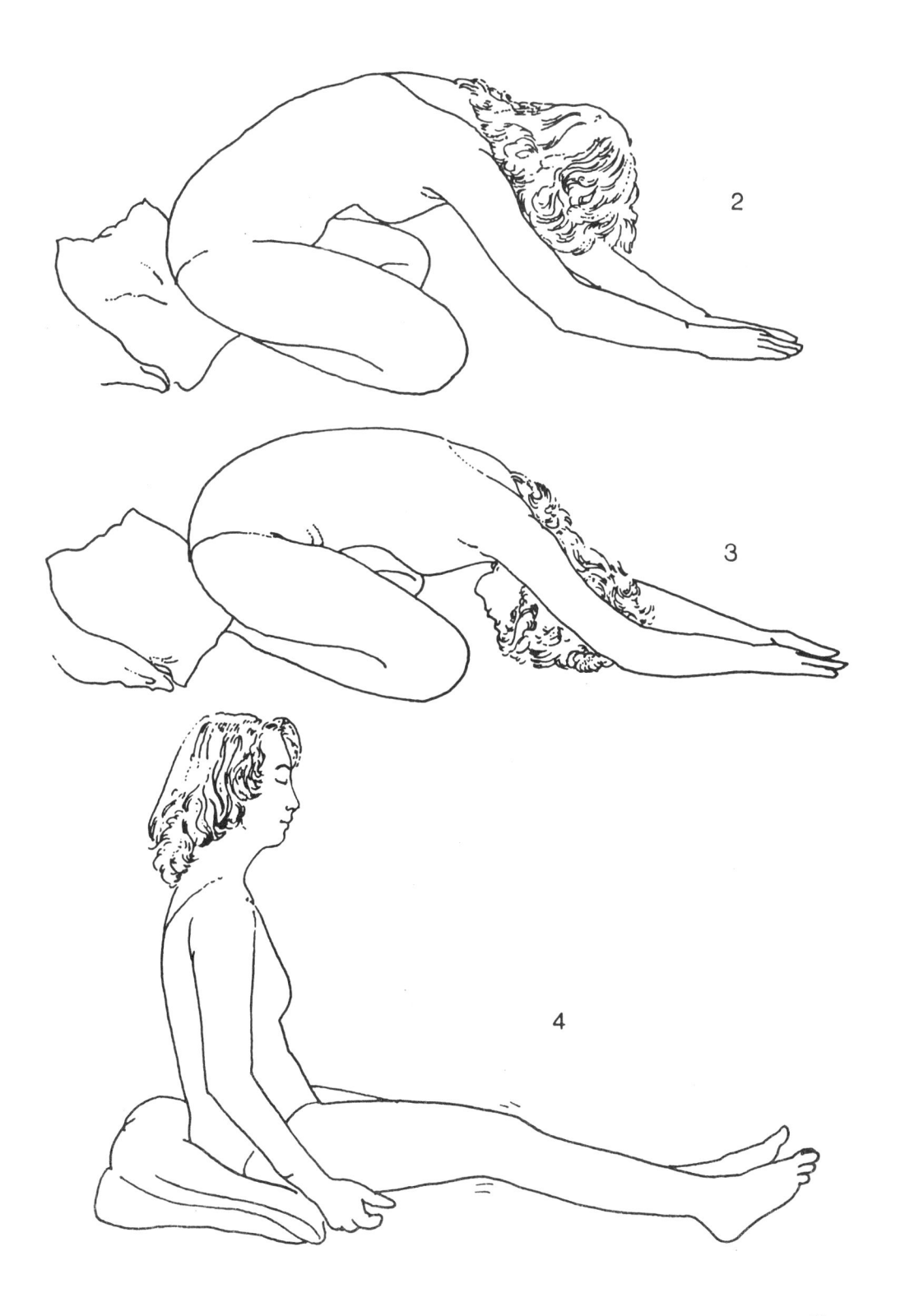

2

3

4

A SAUDAÇÃO OM

Quase todas as meditações apresentadas neste livro começarão e terminarão com uma saudação OM, que é uma saudação ao nosso eu interior. Ao executá-la antes de iniciar uma meditação, nós nos separamos conscientemente do mundo exterior a fim de voltar-nos para o nosso mundo interior. Da mesma forma, antes de voltar às ocupações do dia, terminada a sessão, deixamos o nosso espaço interior refazendo a mesma saudação.

Ponha a consciência no coração, assuma a atitude da criança que aceita os seus erros e continua, apesar de tudo, no caminho da vida. Seja sincero sem ser demasiado sério.

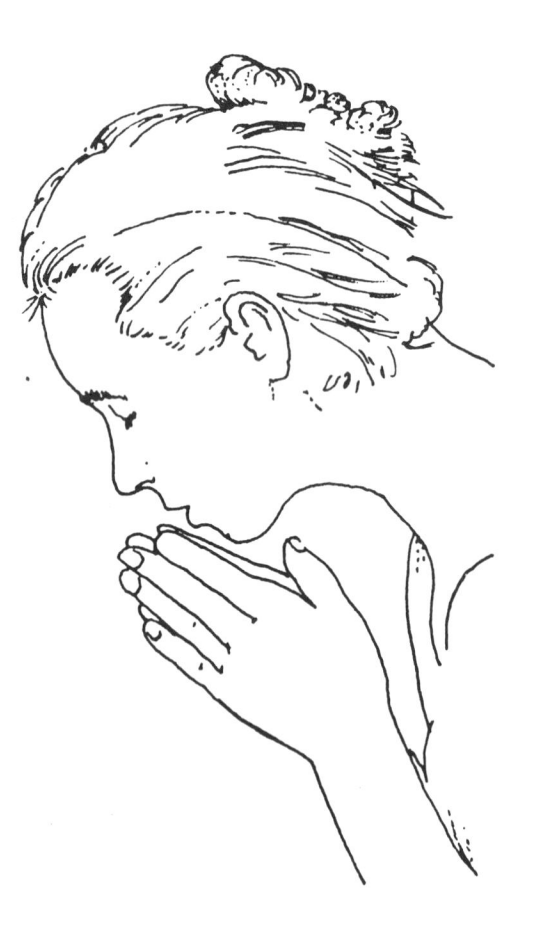

– Sente-se em lótus ou em semilótus, junte as mãos e coloque-as no chão, à sua frente.

– Inspire pelo nariz, reconduzindo as mãos juntas à frente do coração, depois forme um O com a boca e role a língua na direção do palato.

– Comece a expirar cantando o som OOO, ao mesmo tempo que inclina o busto para a frente (as costas continuam retas). A seguir, no final da expiração, cante o som MMM. (Se o som for corretamente executado, você ouvirá, além do som principal, um harmônico secundário dentro do corpo. É o mesmo som uma oitava mais alta.)

– Volte à posição vertical retomando uma inspiração e expire deixando as mãos juntas recaírem suavemente no chão.

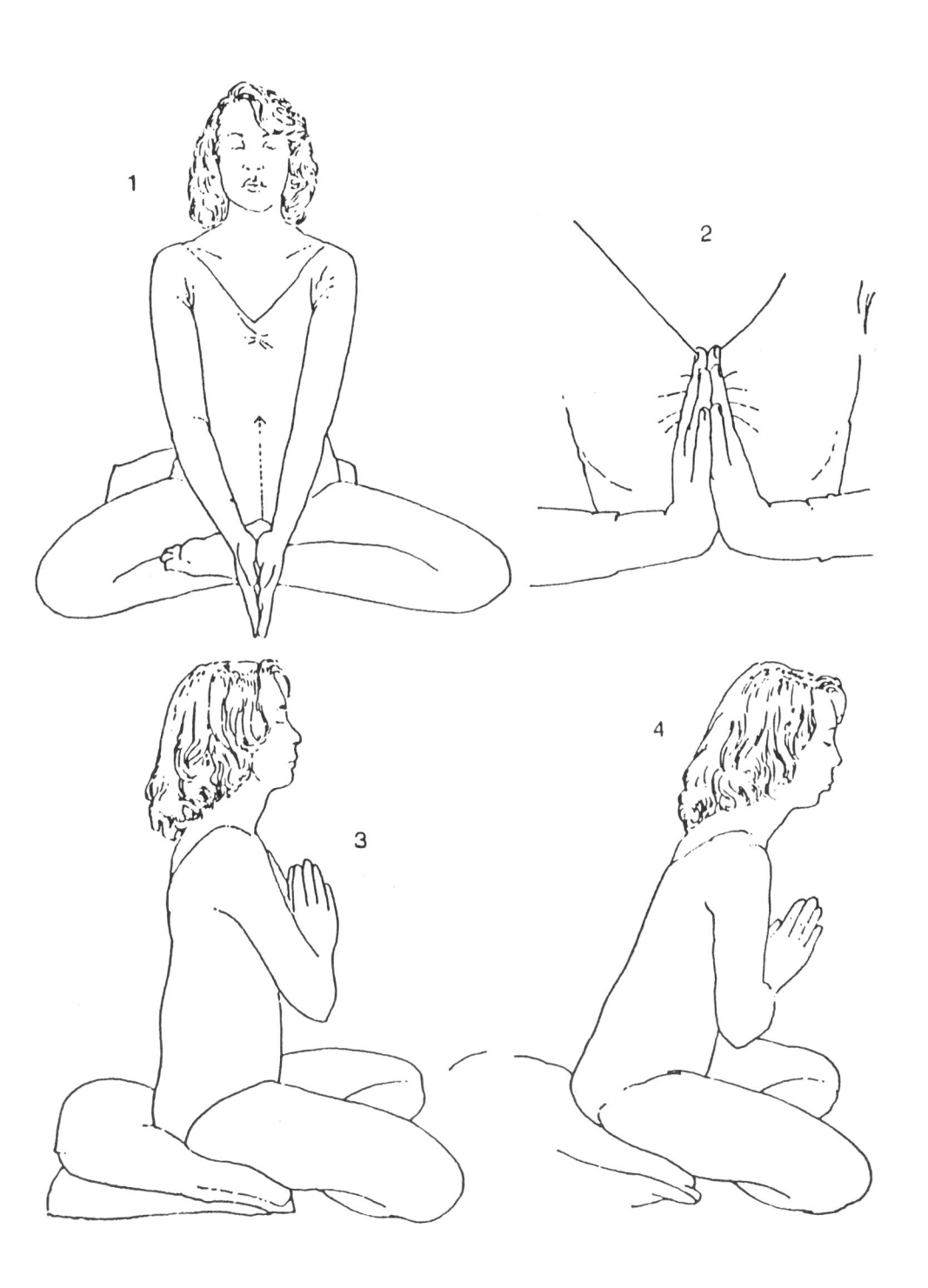

A SAUDAÇÃO DA OFERENDA

– Sente-se em lótus ou em semilótus, com o corpo bem distendido.

– Junte as mãos e deixe a ponta dos dedos tocarem o solo.

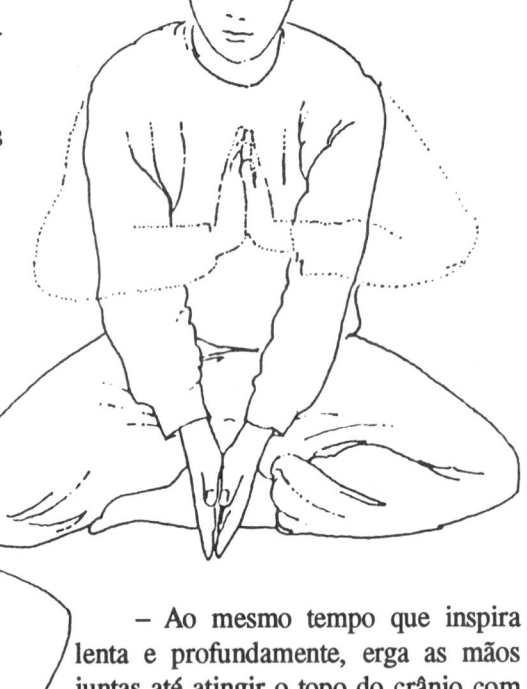

– Ao mesmo tempo que inspira lenta e profundamente, erga as mãos juntas até atingir o topo do crânio com um movimento consciente.

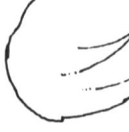

– Enquanto expira, incline-se para a frente, mantendo as costas retas, ao mesmo tempo que recita interiormente: "Entrego-me à Tua vontade."

No fim da expiração, as mãos se cruzam debaixo da testa, a mão esquerda sobre o solo, a direita sobre a esquerda.

3

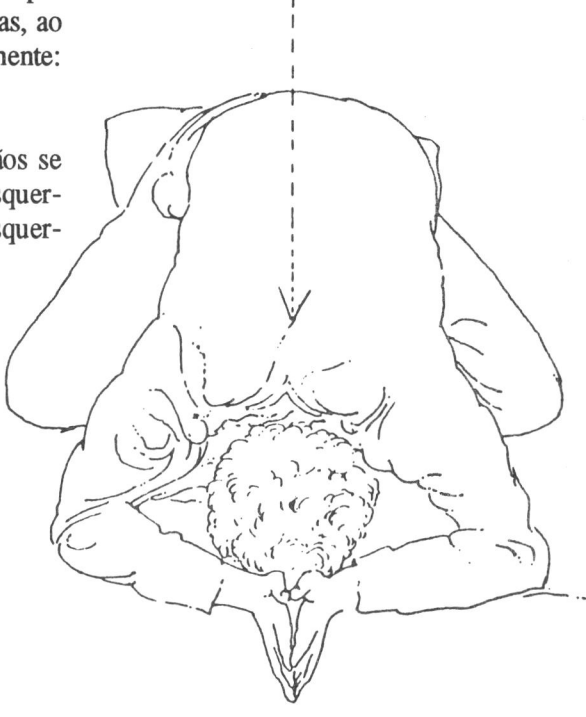

4

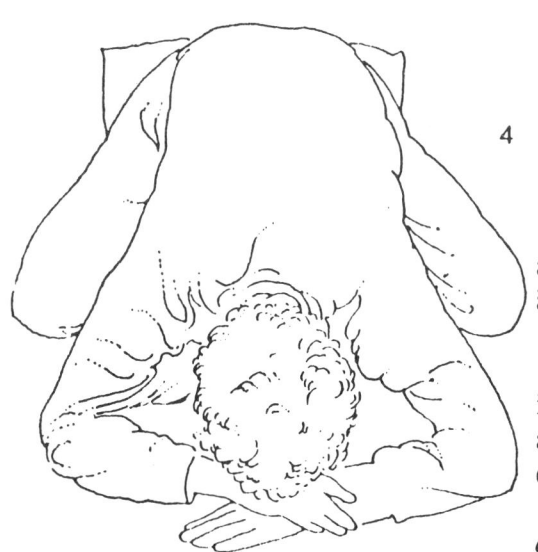

– Mantenha-se nessa posição por alguns instantes, depois volte lentamente à posição vertical.

Repita a saudação doze vezes sem interrupção; a seguir, feche os olhos por alguns minutos, entregando-se ao que estiver vivenciando interiormente.

Essa saudação é dirigida à força que nos anima.

OS TRÊS INSTINTOS

Existe um elo poderoso entre todos os seres humanos. É a evolução. Ela passa por um número infinito de caminhos, mas o resultado é o mesmo para todos. O processo é natural, faz parte da condição humana e, se trabalharmos cada dia nessa evolução, sentir-nos-emos satisfeitos, em harmonia com a realidade e com nós mesmos.

Pode-se compará-la ao desenvolvimento de uma semente. Posta na terra, a semente germina, um broto emerge do solo, folhas despontam. Pouco a pouco, a nova planta faz-se robusta, cresce, logo se formam o tronco e os galhos.

Finalmente, a flor desabrocha, para logo morrer e deixar atrás de si um perfume que se desvanece no Todo.

Muitos perigos balizam o caminho. Podem ser, por exemplo, o excesso de sol, ventos violentos, insuficiência de água, alimentação rara, parcos cuidados, etc. Cada semente terá, portanto, suas próprias dificuldades para crescer; e, como o ser humano, ainda que pertença à mesma família, será única, incomparável.

Se bem que intimamente ligado à natureza, o homem está separado dela. É o único animal capaz de ser sua própria testemunha. Sua consciência é um espelho, e ele tem por obrigação desenvolvê-la desde o primeiro até o último dia de sua existência. Por conseguinte, o homem é uma consciência e percebe o mundo por meio de seus três instintos básicos: os instintos fisiológico, emocional e mental. Quando os três instintos estão harmonizados, ele está centrado, com o coração aberto e o espírito claro.

O primeiro desses instintos é o de conservação. Associado ao papel da mãe que nutre, aquece, cuida, dá amor e um sentimento de segurança, situa-se na região do ventre e responde à pergunta: "De que preciso?"

Se a mãe exerceu o seu papel de maneira adequada, o adulto poderá utilizar esse instinto para acudir às suas necessidades físicas de maneira correta, sabendo do que é feito o seu corpo e do que necessita para sobreviver.

O segundo instinto é o de relação. Associado ao papel do pai que ensina ao filho como entrar na relação com o mundo, situa-se na região do coração, no plexo solar. E responde à pergunta: "De que precisará o outro?" É sabendo responder a essa pergunta que a criança, transformada em adulto, pode entrar em contacto com os outros.

Se o pai desempenhou o seu papel partilhando sua visão do mundo com o filho, ensinando-lhe a maneira de comportar-se na sociedade e de apreender-lhe as regras, o adulto se sentirá à vontade no jogo social.

O terceiro instinto é o de sintonia. Situado no cérebro, responde à pergunta: "Que é que se passa à minha volta?" O adulto que está em sintonia, se foi bem sustentado nas primeiras ações no mundo pelos pais, será natural.

A evolução passa, portanto, por um trabalho pessoal de harmonização dos três instintos, e aqui estão descritas as manifestações psicológicas correspondentes a uma posição de fraqueza dessas tendências naturais.

Falta do instinto de conservação

1) Não tem o sentimento de existir.

2) Não sabe quem é.

3) Tem medo de não ser capaz de cuidar de si mesmo.

Falta do instinto de relação

1) Não conhecendo as necessidades do outro, fica assustado por causa disso.

2) Tem um sentimento de solidão, o sentimento de ser incapaz de entrar em contacto com alguém.

3) Porque se acha sem amigos verdadeiros, tem o sentimento de viver uma vida pobre.

Falta do instinto de sintonia

1) Não compreende o que se passa ao seu redor.

2) Sente-se sempre fora do jogo.

3) Não dá valor às suas próprias ações, nem às ações dos outros.

Se, ao ler essa descrição, você constatar que tem carência de um dos três instintos, encontrará neste livro as técnicas úteis à rearmonização dessas tendências por meio de exercícios apropriados.

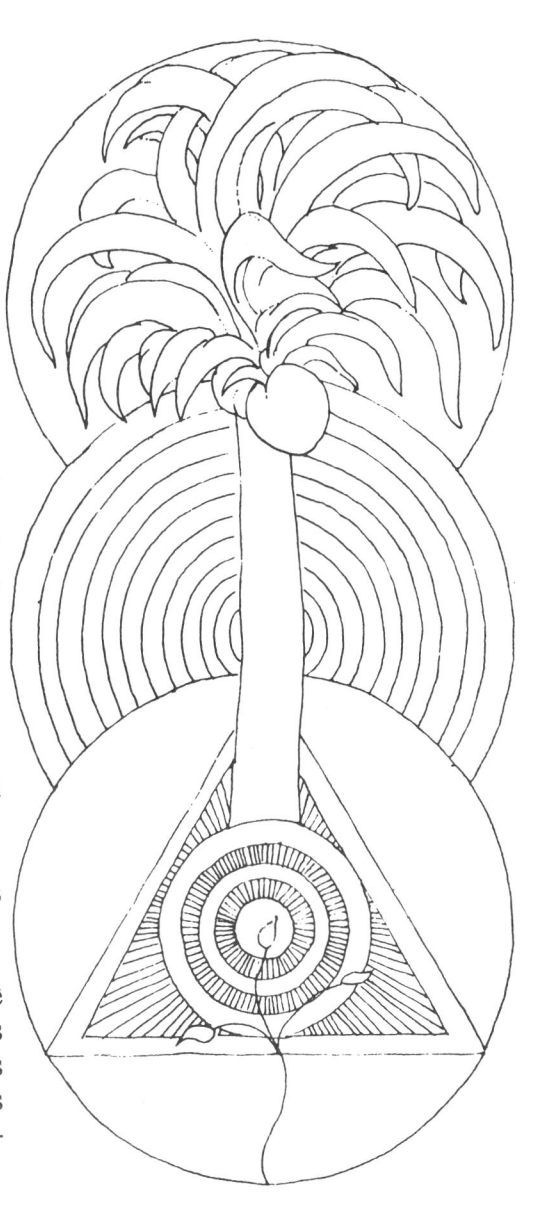

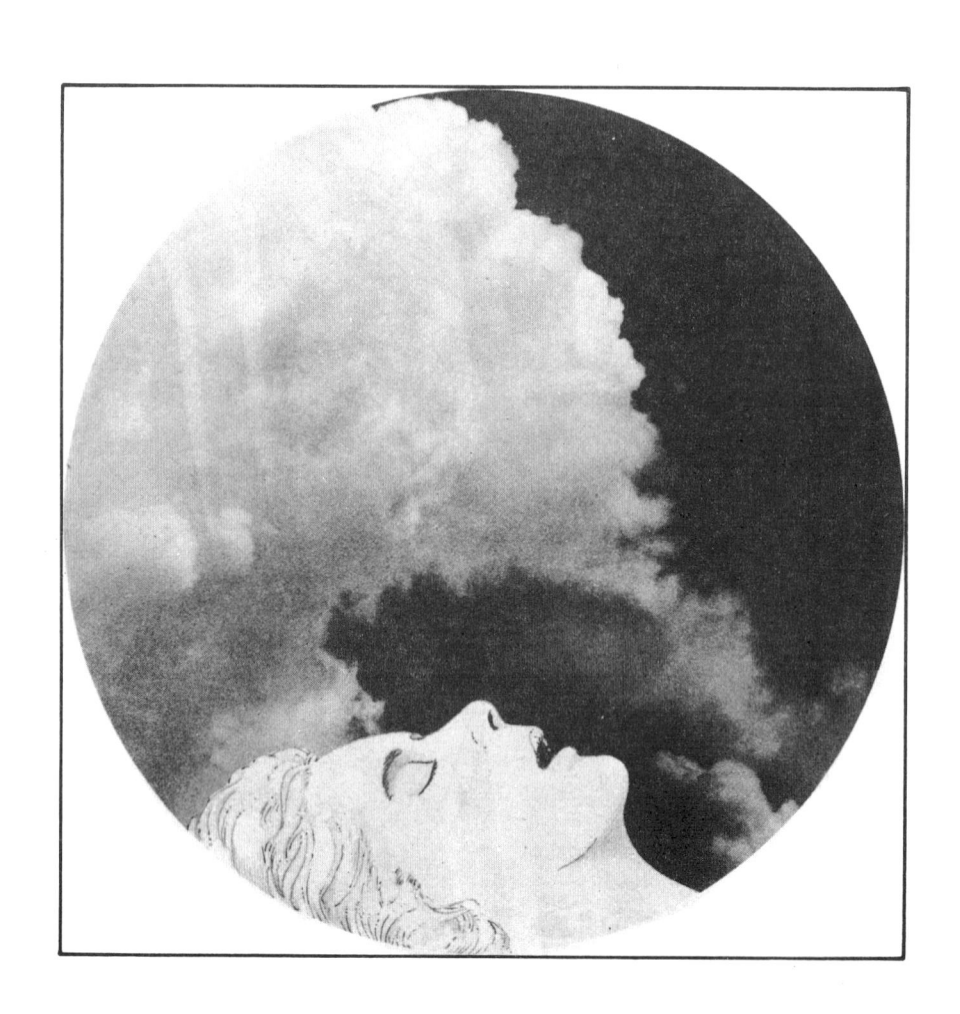

1
A RESPIRAÇÃO

"**N**o princípio era o sopro, ao mesmo tempo que o Verbo." A exploração do fenômeno da respiração se apresenta neste capítulo como preparação fundamental e determinante que é necessário adquirir para empreender e levar a bom termo a jornada através da meditação.

Esse fenômeno é o caminho pelo qual podemos ascender, em nossas lembranças, rumo à pulsação que existe em tudo o que é. Os seres vivos têm um ritmo profundo, a Terra e o universo também o têm. Utilizando as técnicas propostas neste capítulo, podemos encontrar nossa própria pulsação, nosso ritmo biológico íntimo e, em seguida, unir-nos a outros ritmos e à pulsação universal. Carregamo-la desde sempre na nossa memória celular, mas temos de percorrer certo caminho para alcançá-la, para abrir-nos à sua qualidade e ao seu ritmo. Ela não vem a nós, espera que nos unamos a ela. Está disponível e semelha o movimento incessante da vaga, que rebenta na praia e depois se retira. A respiração é como o movimento dessa vaga, e, ao mesmo tempo que o ar penetra no corpo, a vida penetra nele também. Somos alimentados, purificados a cada instante, e retiramos desse vaivém um sentimento de participação na existência e de segurança.

Os exercícios de sensibilização serão utilizados para fazer-nos passar através desses ritmos. As respirações rápidas que constituem o meio de atravessar o campo caótico do inconsciente, nos purificam antes de passar às respirações lentas, relaxantes, que nos abrem para um sentir mais sutil.

Esses ritmos estarão localizados nos três grandes centros de energia do corpo: o alto do peito, sua parte média e o ventre. Quando respiramos precisamente num desses pontos, somos tocados de maneiras diferentes e podemos encontrar nossa própria circulação de energia e conhecer o centro que utilizamos com mais freqüência em nossa vida. As respirações serão efetuadas pela boca ou pelo nariz, de acordo com o propósito específico do exercício.

A respiração pela boca ativa a circulação sanguínea e a oxigenação dos órgãos. Permite a expressão de manifestações físicas de que são responsáveis os nossos bloqueios.

A respiração pelo nariz ativa o sistema nervoso. Mais fina, favorece a introspecção e o autocontrole.

Trazer à luz os nossos bloqueios, compreender-lhes a causa última e trabalhá-los especificamente com a ajuda dos exercícios propostos, tal é o meio de sujeitar os três focos de energia e utilizá-los de acordo com as circunstâncias. Em vez de "reagir" emocionalmente às situações exteriores, podemos "responder" a elas de maneira consciente, adaptando o nosso ritmo respiratório a tais situações. Em lugar de colocar-nos como vítima ou agressor, coloquemo-nos como observador de nossas reações, testemunha de nossas emoções em situações como o estresse, os enfrentamentos, a queda de tensão, a depressão.

A partir dessa observação neutra e sem juízos negativos, podemos jogar com as diferentes qualidades de energia que a respiração produz e, por conseguinte, harmonizar-nos com as condições exteriores, ou separar-nos conscientemente delas para não nos identificar com emoções que não nos pertencem.

Esse trabalho inicial, às vezes difícil, purifica-nos o campo emocional e resulta numa percepção mais aguda das energias que circulam à nossa volta e em nós. Temos a capacidade de sentir, de fazer novas experiências, de colocar-nos em sintonia com os seres que amamos e de melhorar a qualidade das relações que temos com eles.

A inspiração e a expiração

A inspiração exige um esforço, é a afirmação de nosso desejo de viver. Essa vontade muda-se em entrega na expiração. A qualidade de entrega é mais difícil de adquirir do que a vontade de viver, que nos é instintiva. Somos educados e instigados a realizar o mais possível por nós mesmos, o que nos estimula no mundo do fazer, e daí decorre amiúde o esquecimento da noção de entrega.

A expiração exige outro gênero de esforço. Um esforço de abertura, de expansão interior, de não-fazer. Se a qualidade da inspiração for boa, ela se fará sozinha e nos purificará não somente das nossas toxinas mas também dos nossos resíduos emocionais.

A expiração nos induz a penetrar um espaço que nos perturba, o desconhecido. De fato, quando inspiramos, estamos no fazer, na segurança do conhecido. Na expiração, todavia, penetramos na insegurança do desconhecido, do vazio, e todo o nosso inconsciente participa do sentimento de insegurança. É por isso que devemos ultrapassar essa barreira para encontrar o novo, que nunca se situa no conhecido. É no desconhecido, na expiração, que encontramos as respostas às nossas perguntas. É quando deixamos de preocupar-nos em alcançar uma meta precisa, quando nos colocamos num estado de percepção e convidamos o desconhecido dentro de nós que a nossa respiração se modifica. Somos então "respirados" pelo exterior e unidos à vida.

O ser completo conhece e utiliza as duas forças da ação (inspiração) e da entrega (expiração). Pode responder às situações quando isso se revela necessário, sentir os próprios desejos e penetrar no próprio desconhecido quando lhe parece oportuno.

Adquirir essa liberdade é, paradoxalmente, fornecer um esforço para poder, num dado momento, fazer cessar esse esforço.

E é na transcendência do esforço e do não-esforço que se situa o espaço mais interessante, o ponto morto. Localiza-se no exato momento em que a inspiração cessa para mudar-se em expiração e em que a expiração se detém para mudar-se em inspiração. Representa o instante em que deixamos o jogo da vida e da morte e em que o mental pára de funcionar. Toda a noção de esforço desaparece, a respiração se faz por si mesma. É nesse espaço (desconhecido) que a consciência deixa o mundo do manifesto para visitar o mundo vertical, a dimensão do não-manifesto. Aparecem primeiro imagens do mundo horizontal (o mundo dos antagonismos complementares), que, em seguida, dão lugar às imagens do inconsciente. Por fim, a consciência livre pode viajar na memória universal, a memória do homem.

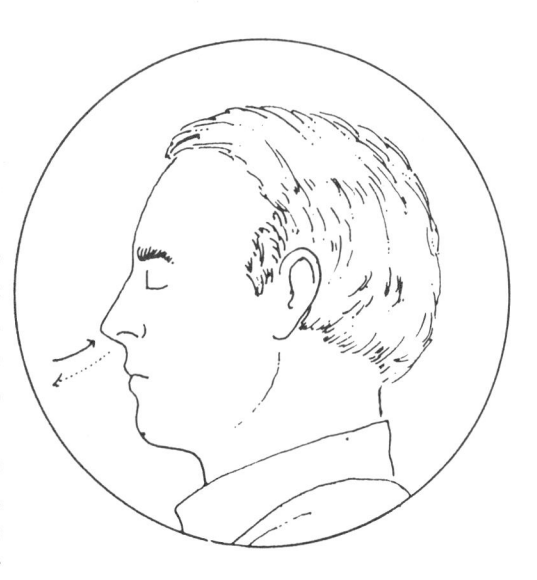

A RESPIRAÇÃO NATURAL PELO VENTRE

Quando respiramos pelo ventre de maneira natural, estamos centrados e a nossa energia está ligada à do cosmo. A respiração ventral estabelece o elo entre os planos físico e psicológico do homem. Por isso é que é importante reaprender a respirar pelo ventre, se já não o fazemos naturalmente.

– Sente-se com as costas retas, o ventre distendido, os ombros relaxados e o queixo ligeiramente para dentro. Faça uma saudação OM, depois coloque o dorso da mão esquerda sobre as coxas, enquanto a mão direita descansa na palma da esquerda.

– Respire normalmente por três minutos, concentrando toda a atenção na sensação de frio provocada pelo ar nas narinas quando inspira e na sensação de calor que provoca quando expira.

– Durante os três minutos que se seguirem, respire imaginando que os pulmões aumentam desmesuradamente por ocasião da inspiração e se encolhem até se tornarem minúsculos por ocasião da expiração.

– Em seguida, por mais três minutos, respire enchendo conscientemente os pulmões, primeiro a parte alta, depois a parte mediana e, finalmente, o ventre. Isso nos ajuda a tomar consciência de que temos freqüentemente o hábito de só respirar pelo alto dos pulmões.

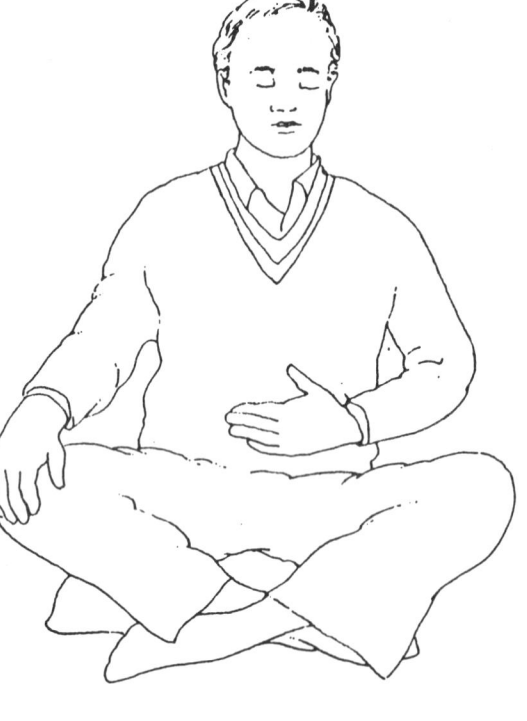

– Por fim, coloque a mão esquerda sobre o ventre e inverta o processo. Inspire e sinta sua mão empurrada pelo ventre, que se enche. Continue a inspiração enchendo o meio do peito e, depois, o alto dos pulmões.

Expire, esvaziando primeiro o alto do peito, depois o meio, e, finalmente, ajude o ventre a esvaziar-se, empurrando-o com a mão a fim de acompanhar o movimento. Quando você sentir que está no ritmo de uma onda que morre na praia e depois se retira, recoloque a mão esquerda debaixo da direita e continue a respirar por mais dez minutos.

– Para terminar, faça uma saudação OM.

O resultado desse exercício deve ser uma sensação de estabilidade e equilíbrio, experimentada em toda a região do ventre.

A RESPIRAÇÃO CAÓTICA

O excesso de energia pode provocar uma sensação penosa, tensões musculares ou um afluxo irritante de pensamentos.

Para eliminar rapidamente o excesso, utilize o fenômeno da hiperventilação, como se abrisse uma adufa numa barragem para eliminar a sobra de água. Essa técnica provoca uma hiperoxigenação do sangue, que queima o excesso de toxinas.

– Estenda-se, feche os olhos e comece a respirar pela boca no alto do peito, rapidamente, como o cão que arqueja ou como a mulher que está dando à luz e faz respirações durante as contrações.

– Respire dessa maneira por cinco minutos, não mais que isso, depois pare.

– Sinta o que se passa no seu corpo, não adormeça.

– Volvido um momento, recomece a respirar, respire por cinco minutos, pare, sinta e respire pela última vez durante cinco minutos.

– Imediatamente após, sente-se, abra os olhos para o novo espaço, levante-se e retome suas atividades.

Isso lhe proporcionará uma pausa refrescante.

Utilize a técnica quando bem entender, mas não ultrapasse os cinco minutos de cada vez. Se sentir formigamentos nas mãos, interrompa o exercício. E se quiser aprofundar o espaço, estabeleça contato com um terapeuta que trabalhe com a respiração (*rebirthing*).

A RESPIRAÇÃO ALFA

Largamente utilizada em nossos dias, essa técnica respiratória nos mergulha num estado de sossego e acuidade profunda, no qual gozamos de uma percepção mais sutil, visto que nossas funções biológicas são desaceleradas.

– Sente-se com as costas retas, em lótus ou semilótus, de olhos fechados. Concentre-se ligeiramente no terceiro olho. Os ombros estão distendidos, a língua levemente voltada para o palato.

– Durante cinco minutos, respire pelo nariz, sentindo o ar fresco invadir as narinas e o ar quente deixá-las, mas sem alterar o ritmo respiratório.

– Por mais cinco minutos, observe a onda de ar que enche primeiro o ventre, depois o meio e, por fim, o alto do peito. (Se encontrar alguma dificuldade para sentir a onda, acentue levemente a respiração.)

– Coloque devagar a mão esquerda sobre o coração, a direita sobre a esquerda e sinta as pulsações cardíacas durante cinco minutos.

– Agora começa a respiração alfa: inspire durante seis pulsações cardíacas, bloqueie durante três pulsações, expire durante seis pulsações e bloqueie durante três pulsações. Continue nesse ritmo por quinze minutos.

Depois de uma semana, você poderá praticar esse método em qualquer lugar, com os olhos abertos, sem que as pessoas ao seu redor dêem pela coisa. Ele o ajudará a conservar a calma e a abertura de espírito em muitas situações.

Em seguida você poderá tentar retardar o ritmo, começando por 6-6-6-6 (inspiração-bloqueio-expiração-bloqueio) e depois experimentando 12-6-12-6. Nesse ritmo, você já não sentirá que está respirando.

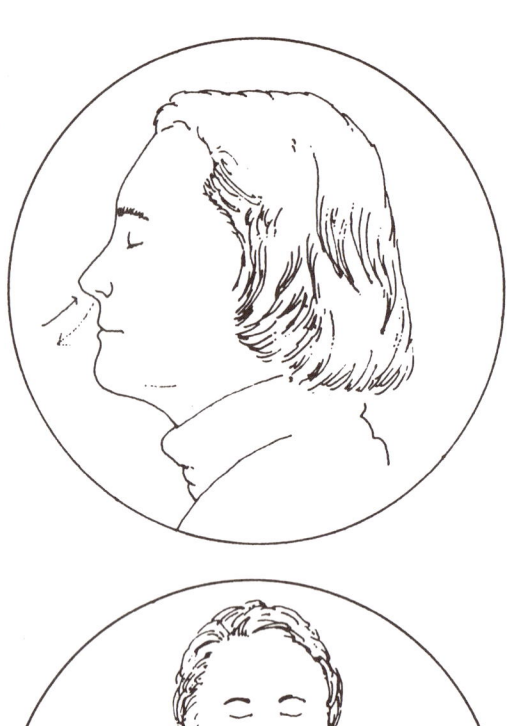

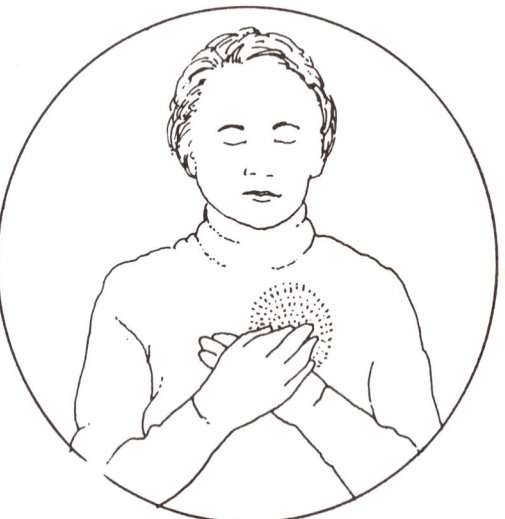

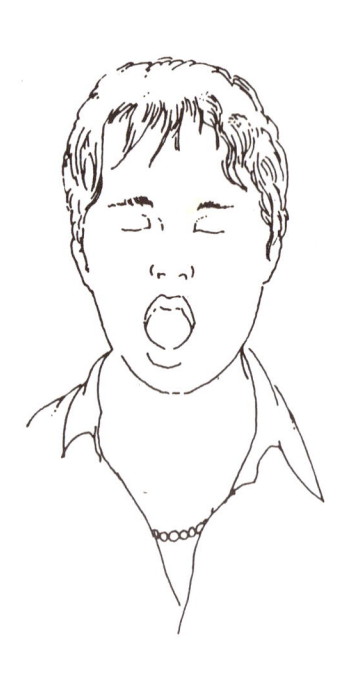

O MANTRA A-O

Associado à respiração, esse mantra amplia a nossa tomada de consciência corporal. Distende a zona do rosto e da garganta. O resultado depende do modo como você ouve os sons vibrarem no interior do corpo. Cumpre notar que não é necessário cantar em voz alta para que o som produza o efeito desejado.

– Sente-se confortavelmente, com as costas retas, os ombros distendidos e o queixo levemente para dentro, sem tensão. Faça uma saudação OM.

– Dobre a língua no interior da boca, deixando o espaço de um dedo entre o palato e a língua. Inspire profundamente pelo nariz, enchendo os pulmões de baixo para cima.

– Abra a boca o mais que puder enquanto canta A-O durante a expiração. O som A deve ser agudo e curto, o som O deve prolongar-se e ressoar na garganta. O ar sai metade pelo nariz e metade pela boca.

O som é executado corretamente quando vibra na garganta e você pode ouvir simultaneamente um harmônico secundário (o mesmo som uma oitava mais alta) no centro da cabeça.

Dez minutos depois, faça uma saudação OM.

O MANTRA AH-TU

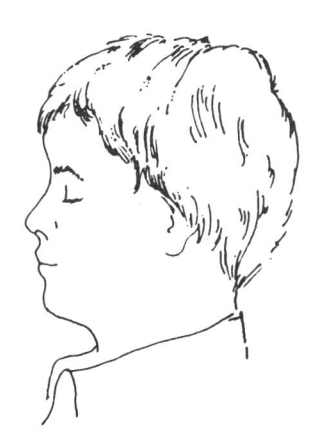

Sente-se no seu espaço reservado para a meditação em lótus ou semilótus.

– Faça uma saudação OM.
– Abra bem a boca e inspire cantando o som AH.
– Prenda o ar por um instante, forme um pequeno O com a boca.
– Em seguida, expirando, cante o som TU. A língua é enrolada na direção do alto do palato e a vibração do som é sentida na glândula pineal.

Essa técnica nos oxigena o sangue e acalma o espírito. Deve ser praticada de manhã, durante dez minutos, e talvez associada à respiração de receptividade: cinco minutos com o mantra AH-TU, cinco de respiração de receptividade, alternando durante meia hora.

A RESPIRAÇÃO DE RECEPTIVIDADE

Praticada de manhã durante um quarto de hora, essa técnica oxigena e torna flexível o corpo, deixando-nos calmos e alertas o dia inteiro.

A imagem formada pelas diferentes etapas do movimento é a de uma flor que se abre ao sol da manhã.

Durante todo o movimento, o corpo está distendido e os joelhos ligeiramente dobrados.

– Inspire pelo nariz enquanto dura o movimento que o leva à posição de receptividade, na vertical. Desenvolva o movimento devagar, a fim de continuar interiormente consciente do seu corpo.

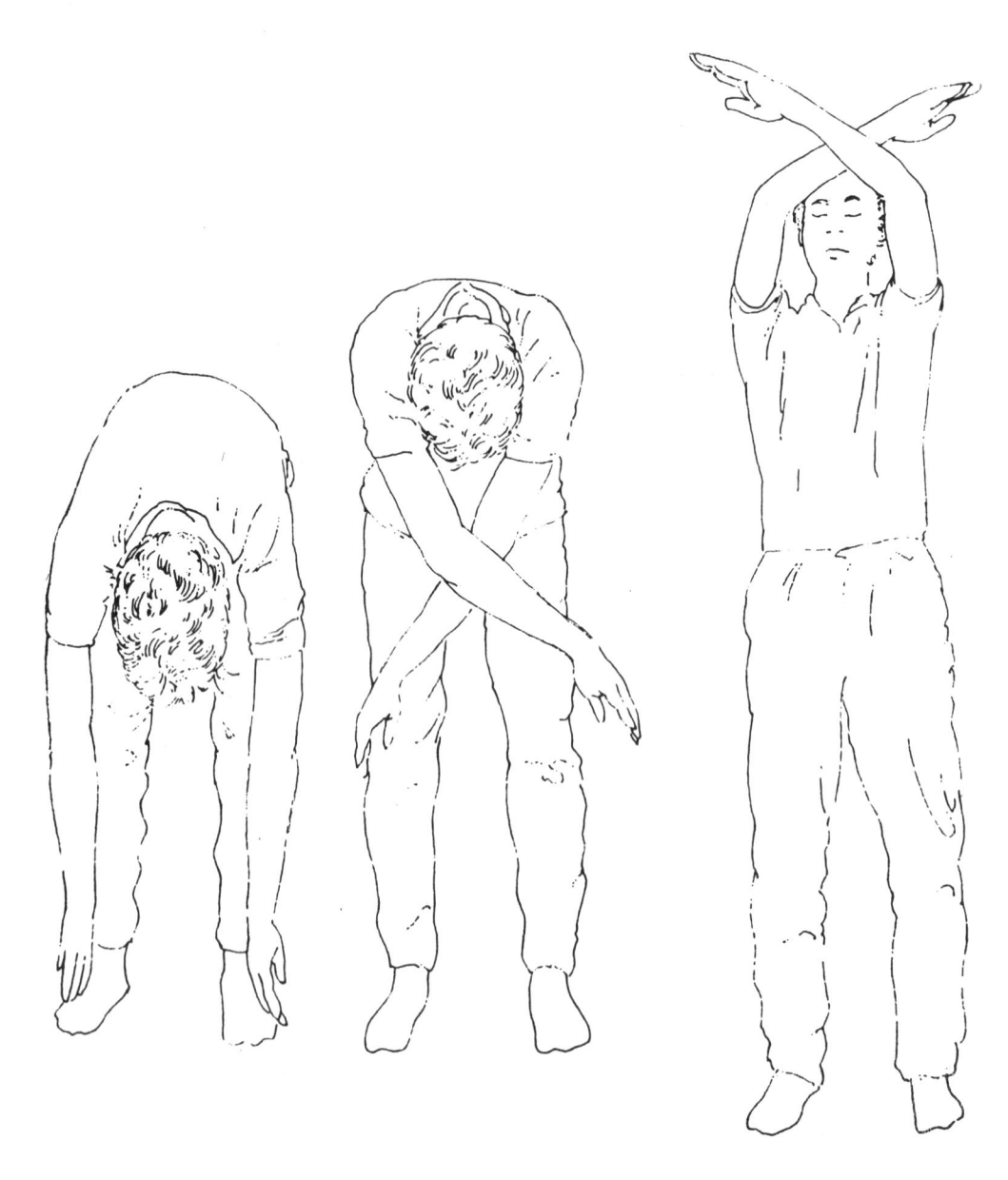

– Quando você se encontrar em posição de receptividade, retenha a respiração por um instante. Os cotovelos mantêm-se ligeiramente dobrados e as palmas das mãos defrontam uma com a outra.

– Em seguida, comece a expirar pela boca, virando as mãos para fora e inclinando-se para a frente desde a base do busto.

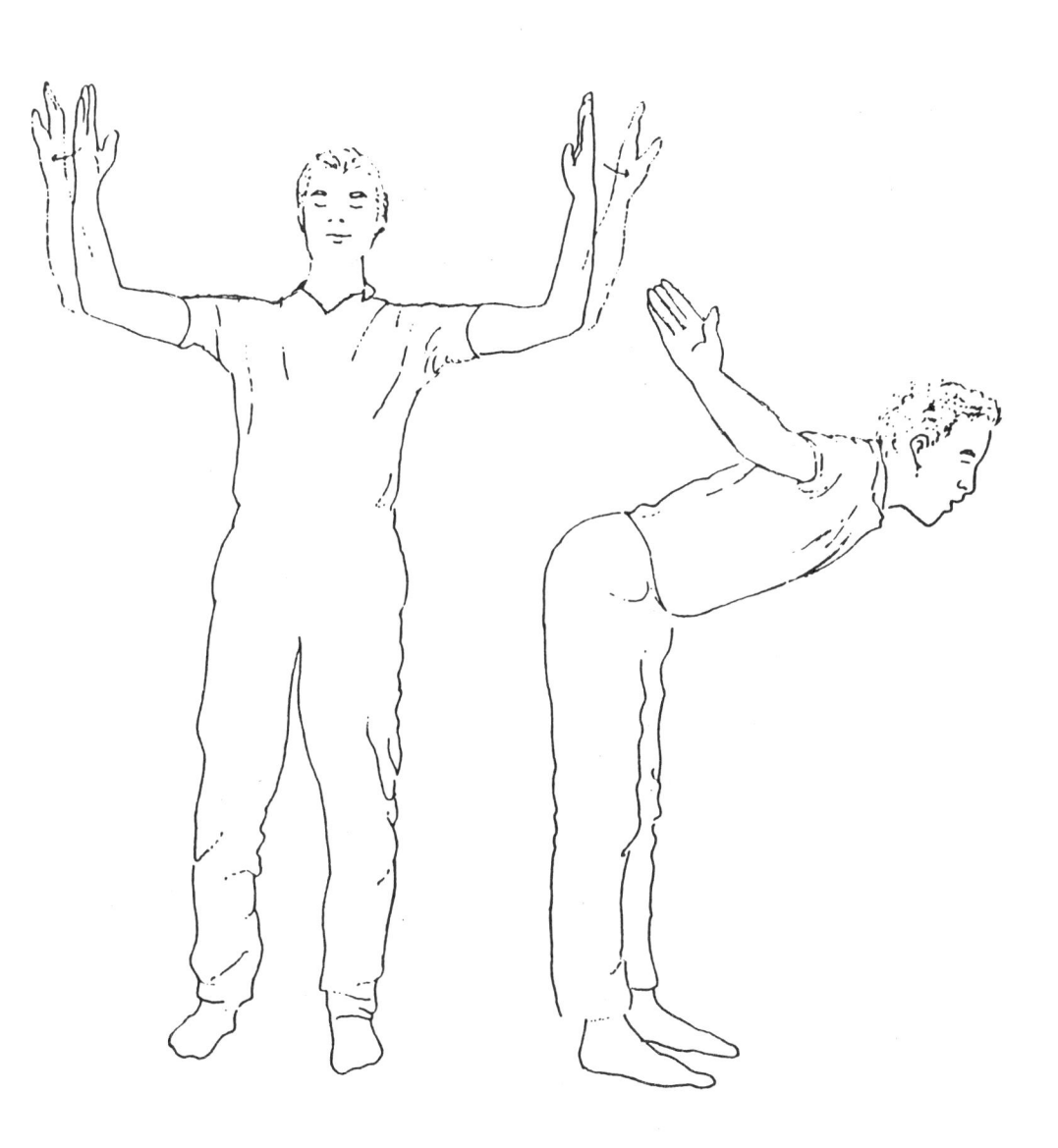

– Depois que tiver reencontrado a posição de partida, não pare mais, porém retome a inspiração, tornando a subir para a posição de receptividade. Somente nesse momento o corpo cessa todo e qualquer movimento por um instante.

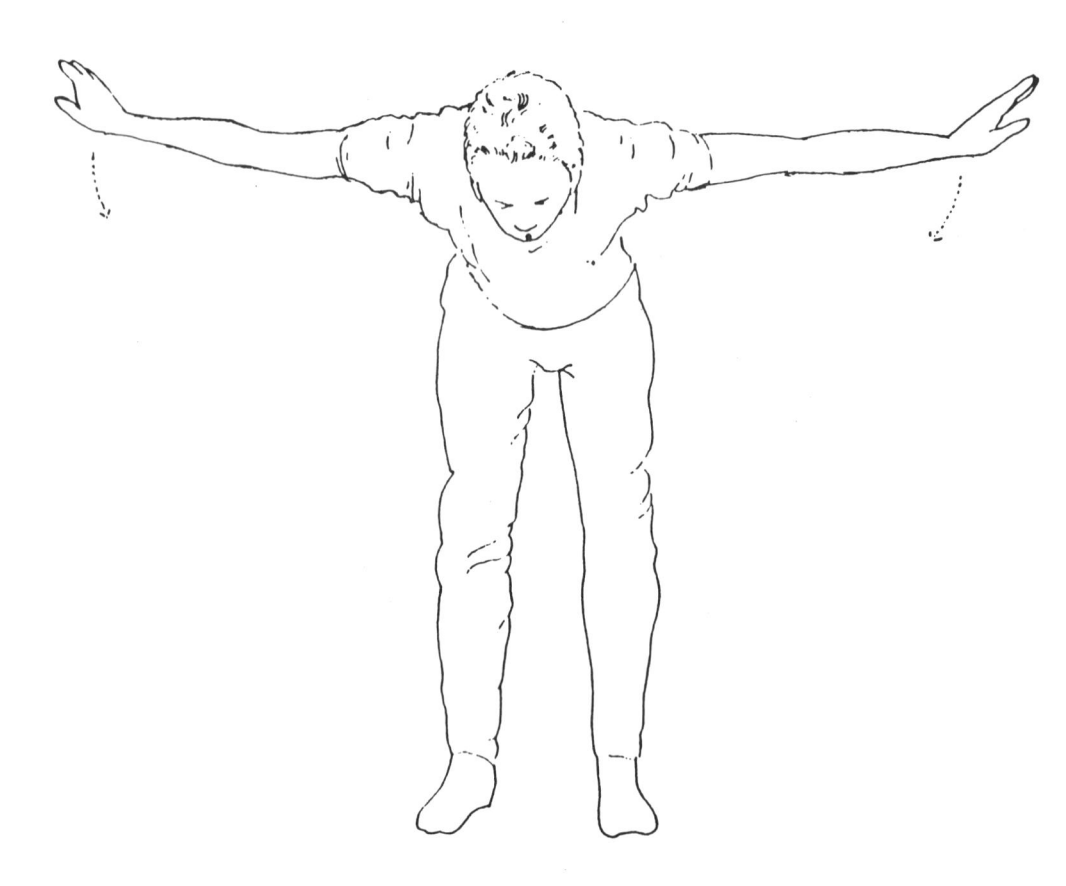

A MEDITAÇÃO MISOGI

Essa técnica nos oferece uma sensibilização para a circulação de energia cósmica através da respiração. Consiste em aspirar conscientemente o prana através do ar inspirado pelo nariz, reter essa energia e, em seguida, deixar escapar-lhe o excesso por via das mãos abertas.

– Sente-se nos calcanhares, enquanto as mãos repousam sobre as coxas, com as palmas abertas na direção do céu. Com o queixo pousado sobre o peito, feche os olhos e inspire pelo nariz a energia do cosmo, enquanto a cabeça torna a subir devagar. Sinta a energia que chega diretamente às narinas, concentra-se no cerebelo e, depois, continua o seu caminho até o infinito.

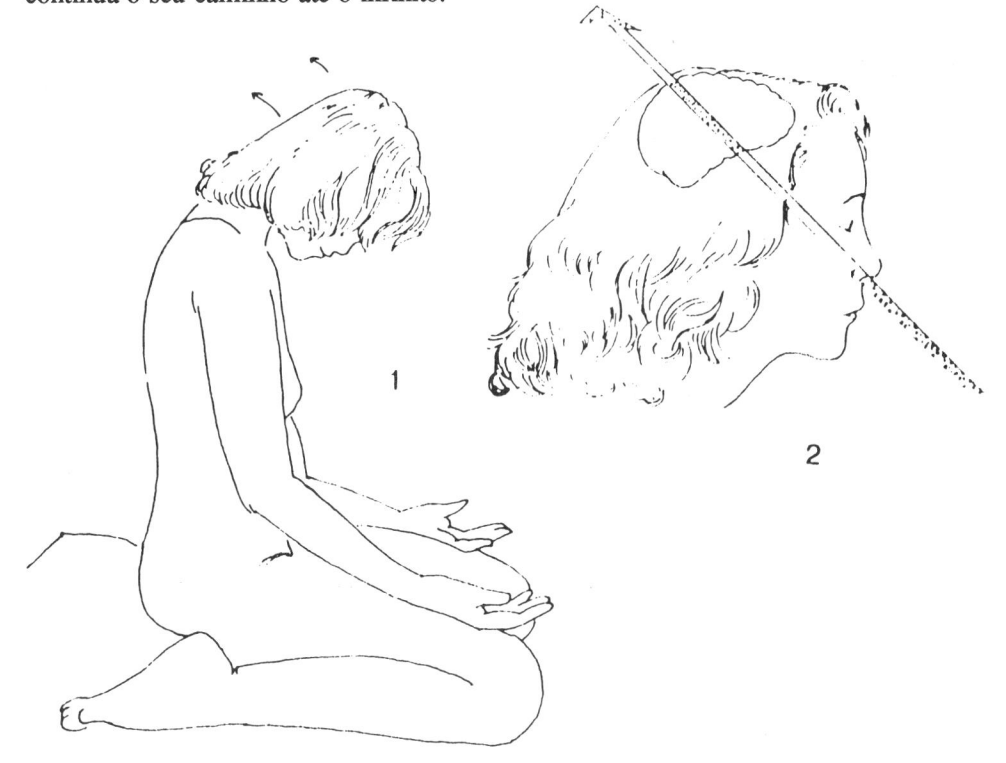

– Suspenda o movimento assim que a cabeça se encontrar na vertical e deixe a energia restante do cerebelo descer ao longo da coluna vertebral até o hara.
– Devagar, deixe cair a cabeça durante o tempo da expiração, depois projete a energia, a partir do hara, através das palmas das mãos e das plantas dos pés, até o infinito.

Pratique o exercício durante quinze minutos, conservando a maior calma possível. Em pouco tempo o movimento da cabeça se tornará natural.

A experiência de prender e soltar nos proporciona, simultaneamente, uma grande presença de espírito, uma acuidade intelectual eficaz e um estado interior de abertura que nos traz a consciência do espaço em que estamos e que nos rodeia. É por intermédio dessas duas maneiras de apreender as situações que podemos sentir-nos mais adequados.

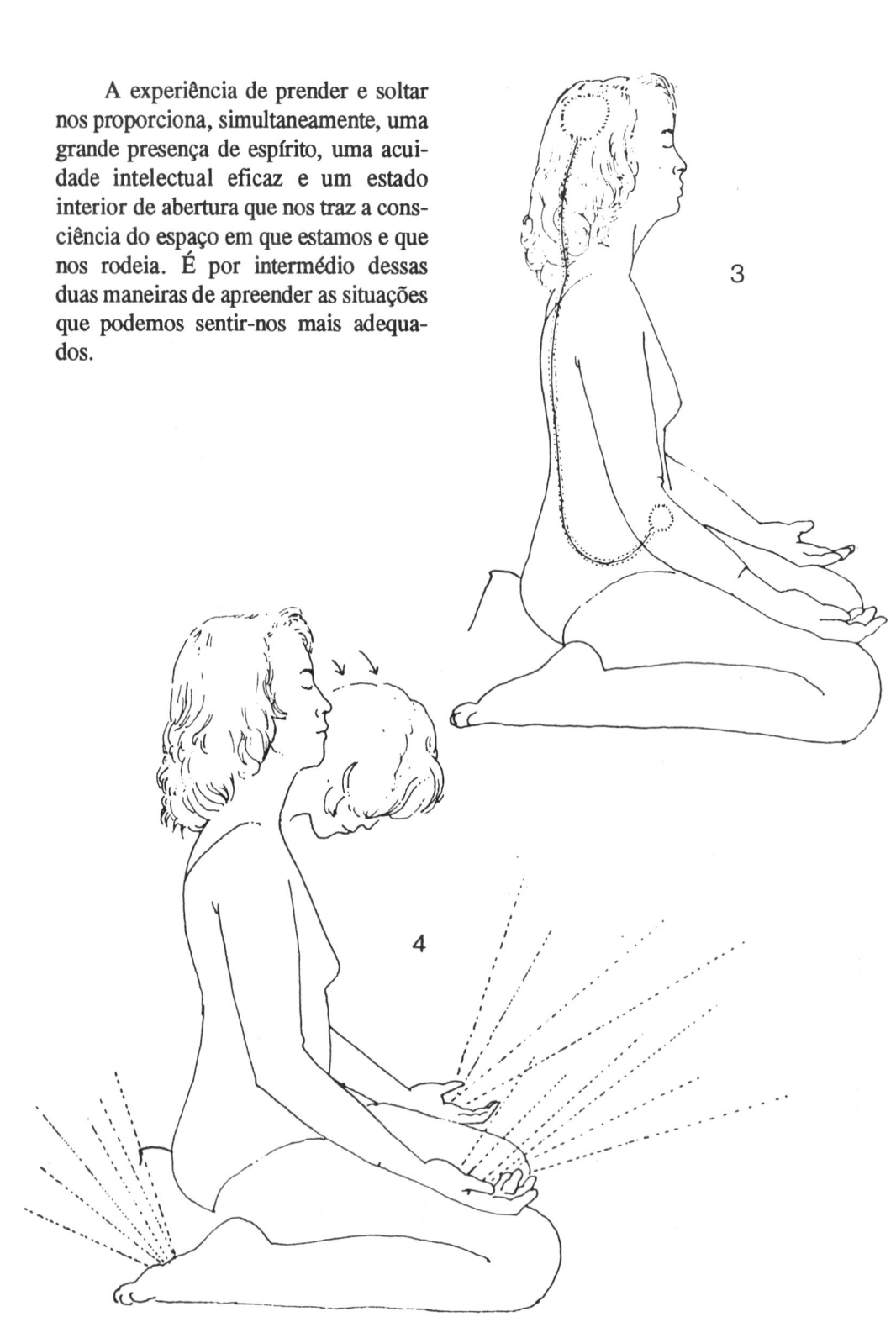

A RESPIRAÇÃO DA SERENIDADE

Essa técnica respiratória antiestresse nos ajuda a transportar-nos de uma energia para outra, sem dor, sem choque e modificando rapidamente o nosso estado de espírito.

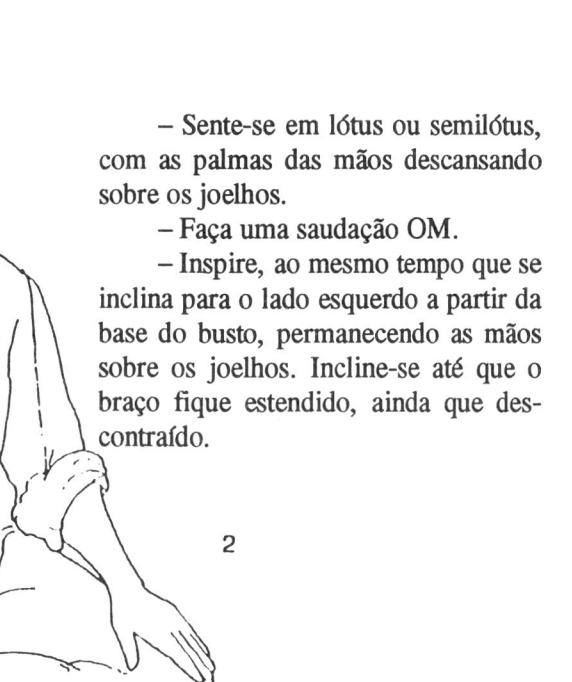

– Sente-se em lótus ou semilótus, com as palmas das mãos descansando sobre os joelhos.

– Faça uma saudação OM.

– Inspire, ao mesmo tempo que se inclina para o lado esquerdo a partir da base do busto, permanecendo as mãos sobre os joelhos. Incline-se até que o braço fique estendido, ainda que descontraído.

2

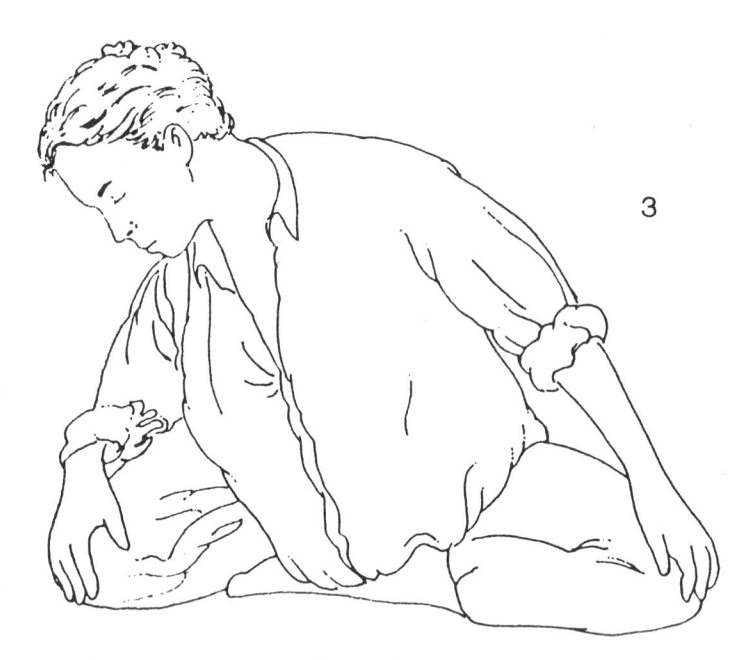

3

– Expire enquanto retorna à vertical.

– Inspire, inclinando-se agora para o lado direito, depois expire de novo, voltando à vertical.

– Repita todo o movimento três vezes seguidas.

– Inspire esticando a cabeça para trás, com o queixo apontado para o alto e o pescoço estendido. Expire trazendo o queixo de volta ao ponto mais próximo possível do tórax.

– Repita o movimento três vezes seguidas.

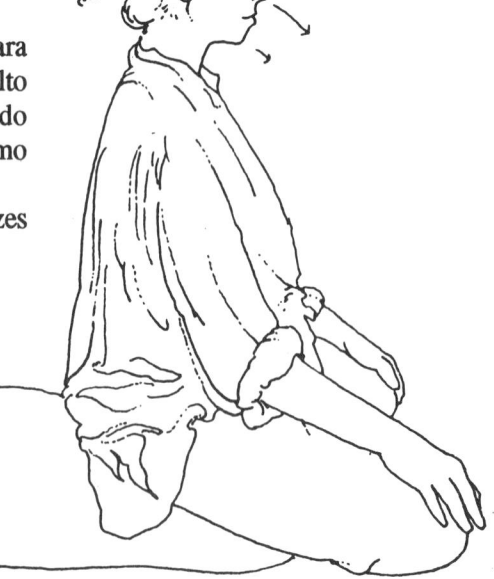

4

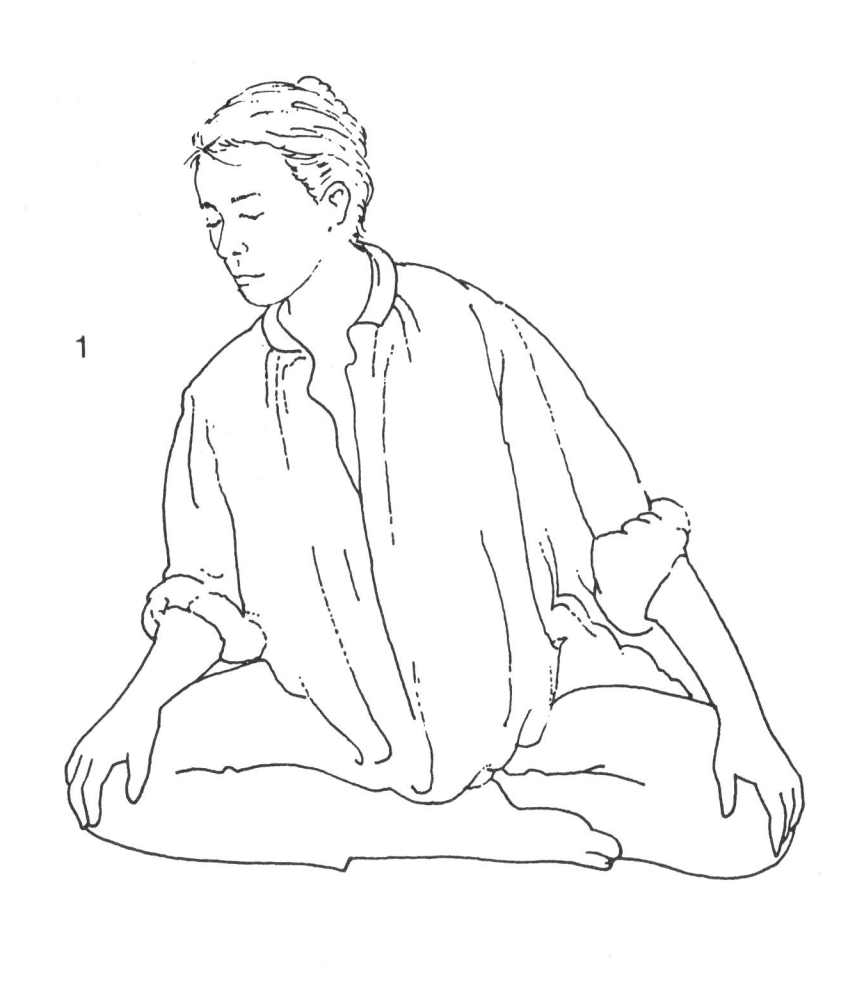

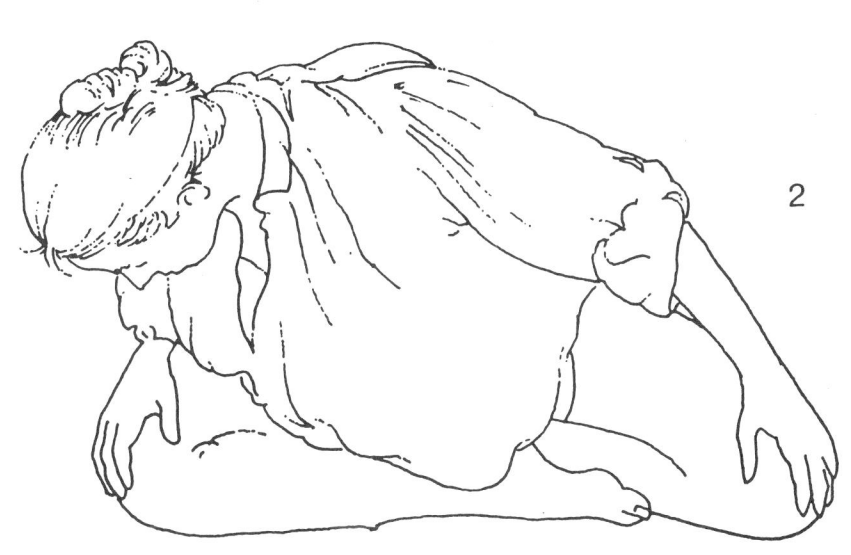

– A seguir, expire todo o ar dos pulmões, descrevendo um amplo movimento rotativo na direção da esquerda, até a cabeça tocar a mão esquerda, sempre pousada sobre o joelho esquerdo.

– Inspire pela metade, continuando o movimento rotativo quando a testa roça o solo, antes de tocar a mão direita.

– Inspire agora completamente, retornando à vertical, de modo que todo o movimento figure um círculo.

– Repita a rotação três vezes seguidas, depois três vezes no sentido oposto.

– Refaça todo o ciclo dos três movimentos três vezes seguidas, depois termine com uma saudação OM.

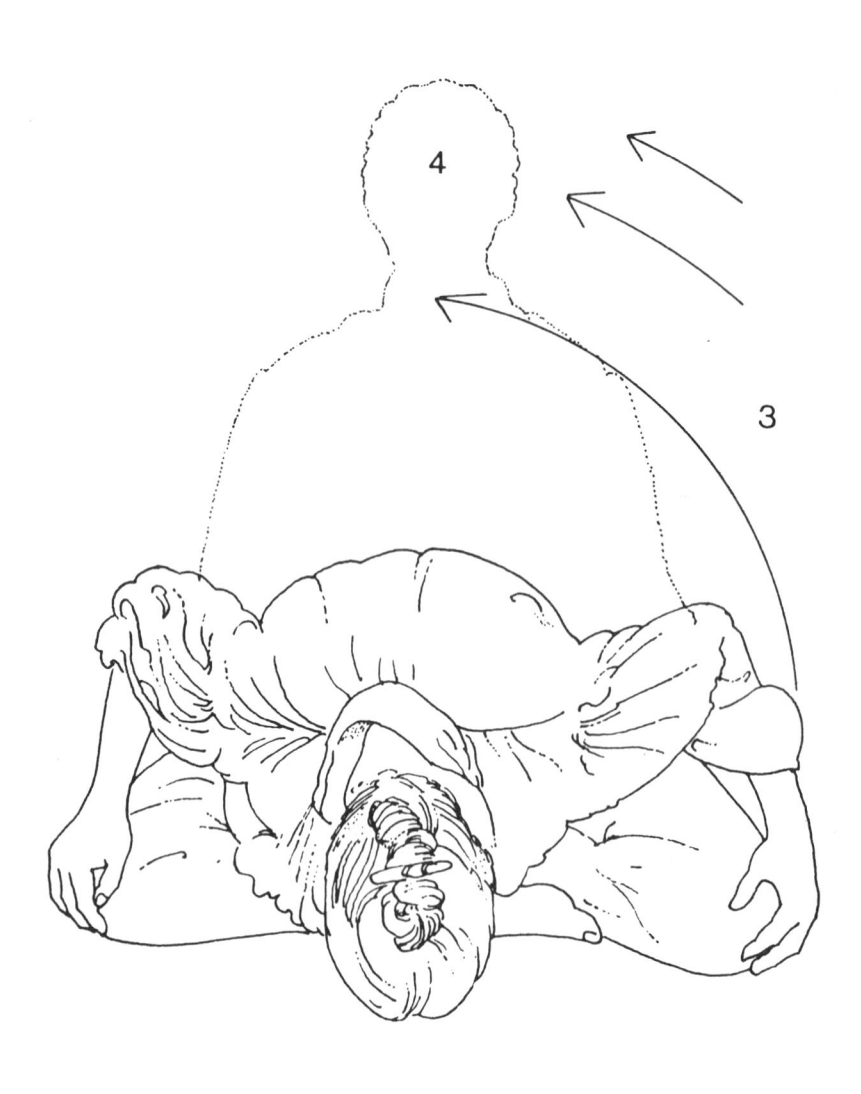

A MEDITAÇÃO DA LUZ DOURADA

Esta meditação nos sensibiliza para a oscilação entre os espaços *yin* (abertura, entrega) e *yang* (movimento, criatividade). Pratica-se duas vezes por dia, de manhã e à noite, durante vinte minutos, no decorrer de três semanas. A respiração se faz pelo nariz.

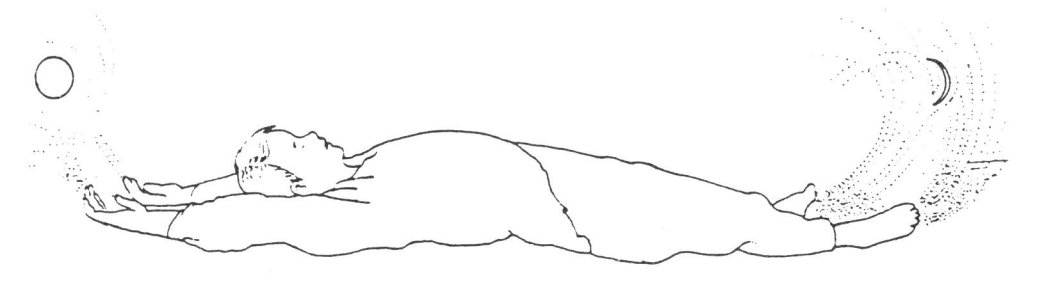

De manhã, no momento em que você emerge do sono e se sente acordado e alerta, estenda-se de costas e conserve os olhos fechados. Comece a inspirar lenta e profundamente, visualizando uma grande luz dourada que o penetra pela cabeça. Você está vazio e a luz se coa através da cabeça, desce, passa por todo o corpo e torna a sair pela ponta dos pés. Imagine que essa luz o ajuda a purificar-se e o enche de energia criativa masculina. Sempre com um ritmo lento, expire visualizando as trevas que lhe penetram o corpo pelos pés. Você está vazio e um grande rio negro lhe sobe até a cabeça, de onde escapa pelo topo. Imagine que essa energia feminina das trevas o torna receptivo, acalmando-o, descansando-o.

À noite, ao deitar-se, comece relaxando-se por um momento. Quando sentir o ponto de oscilação entre a vigília e o sono, recomece o processo da manhã. Se adormecer durante a meditação, tanto melhor: o impacto permanecerá no subconsciente e continuará a sua obra enquanto você dormir.

A SERPENTE ALQUÍMICA OU A CIRCULAÇÃO DE UROBORO

Esta meditação serve-se da visualização e da respiração a fim de abrir os circuitos naturais que nossas energias tomam emprestadas para circular por todo o corpo.

Seu intuito é deslocar a energia sexual armazenada na região do baixo-ventre para o alto do corpo, a fim de vitalizar a glândula pineal e o centro do cérebro. É preferível praticá-la de manhã, depois de haver comido ligeiramente, ou logo antes do jantar, durante quinze minutos, uma vez por dia, por três semanas a fio. Você poderá aumentar o impacto do trabalho abstendo-se de manter relações sexuais no decorrer do período, a fim de guardar o magnetismo da energia vital sexual só para o corpo.

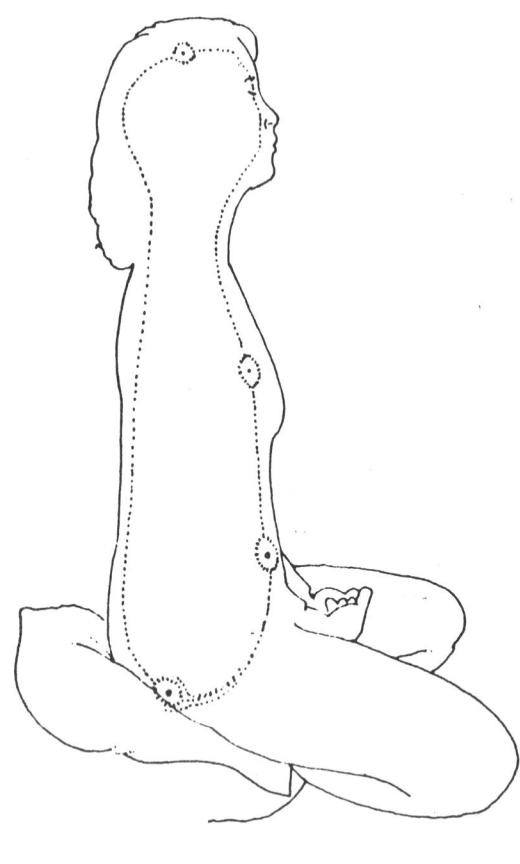

– Depois de uma ducha rápida, sente-se na posição de lótus ou semilótus, no canto destinado à meditação.

– Faça uma saudação OM, feche os olhos, obscureça mentalmente as partes genitais e fixe o terceiro oiho.

– Respirando pelo nariz, faça uma série de doze respirações alfa (veja à pág. 31), visualizando o baixo-ventre, que se tornará cada vez mais escuro.

– Em seguida, durante o tempo de uma inspiração, visualize uma serpente dourada que parte do ponto situado entre o ânus e as partes genitais e sobe ao longo da coluna vertebral para atingir o centro da cabeça. Nesse ponto, retenha a respiração por um instante. (Para chegar a sentir bem o ponto de partida da serpente, contraia o ânus por um segundo e logo relaxe a tensão.)

– No início da expiração, imagine a serpente voltando a descer pelos sinus, pela garganta e atingindo o centro do peito. Ali, retenha por um instante a respiração, depois continue a expirar olhando para a serpente que desce até o hara (dois dedos abaixo do umbigo). Aqui, retenha-a de novo por um breve instante e, finalmente, deixe a expiração terminar visualizando a serpente de volta ao ponto de partida.

Quando você tiver agregado com o corpo o movimento da serpente, você a verá luminosa e dourada. Ela morde a cauda e gira no interior do seu corpo.

Depois disso você poderá praticar esta meditação onde bem entender, para revitalizar o cérebro e abrir o terceiro olho. Se aparecerem círculos de luz nessa região, não se distraia, mas continue seguindo o movimento da serpente durante dez minutos.

O RELAXAMENTO DA FUNÇÃO RESPIRATÓRIA

Toda vez que você dispuser de um tempo ocioso – viajando de trem, automóvel ou avião –, ou de um tempo em que precise esperar, aproveite-o para relaxar a sua função respiratória, para "expirar" todos os pensamentos, tudo o que se situa fora de você.

Deixe a respiração fazer-se naturalmente (feche os olhos, se puder) e observe-a. Não se concentre. Se o fizer, arriscar-se-á a ser perturbado por uma série de pequenas coisas. Se estiver num automóvel, o ruído do motor, o barulho do trânsito ou até a pessoa que dirige poderão incomodá-lo.

Acalme-se e observe o seu ritmo respiratório. Não exclua nada; o motor ronca, aceite-o; o trânsito é barulhento, isso faz parte da vida. Inspire, depois expire todas as interferências, pensamentos e ruídos.

INTERIORIZAR PELA CONCENTRAÇÃO

Eis uma técnica para ajudá-lo a incorporar, a interiorizar em profundidade imagens, representações gráficas ou textos. Por exemplo, uma carta do tarô, a significação do lugar ocupado por certo planeta num tema astral ou o sentido de um hexagrama do *Yi-King*.

Se o que você deseja interiorizar for uma representação em imagem como, por exemplo, a carta do tarô, coloque-a em seu espaço de meditação, sente-se e fixe-a sem piscar os olhos, imaginando que a cada inspiração ela penetra profundamente em seu ser. Depois de vinte minutos, levante-se e assuma a posição da personagem principal da carta, feche os olhos e, durante dez minutos, sinta a significação que emana dessa postura. Termine com uma saudação OM. Por meio dessa técnica, você sentirá em profundidade a significação pessoal da carta.

Se desejar sentir a implicação de um oráculo do *Yi-King*, por exemplo, comece fazendo a respiração alfa, depois leia três vezes seguidas o oráculo: uma vez com a consciência colocada no intelecto (o terceiro olho), a segunda vez com a consciência no nível do plexo solar e a terceira com a consciência no hara.

Integrando a resposta do oráculo por meio dos três centros, você terá uma compreensão totalmente nova.

O ESPAÇO INVERTIDO

Sente-se com as costas retas, em posição de lótus ou semilótus, e faça uma saudação OM.

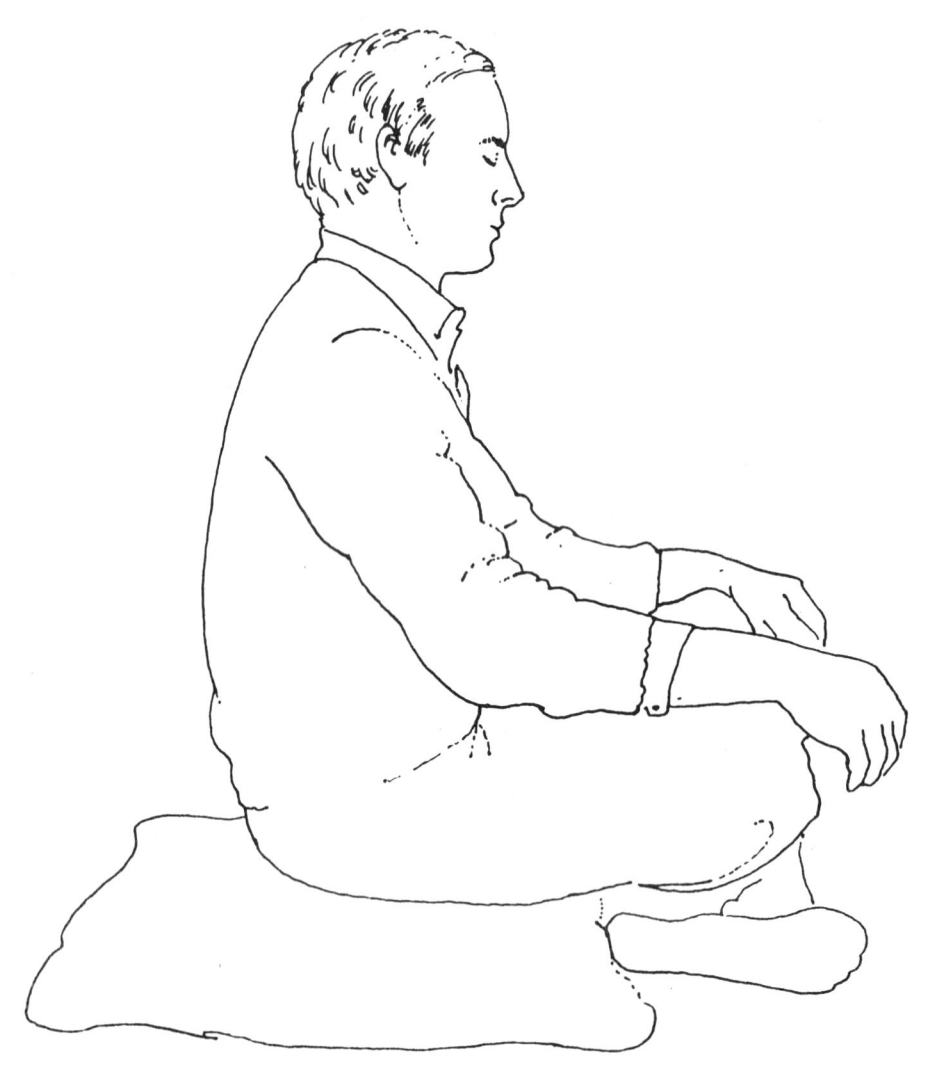

Fique perfeitamente imóvel e concentre-se no ponto situado no meio do peito. Pouco a pouco, deixe-se conduzir e imagine que, em vez de ser o que observa, escuta, toca e prova, é você o observado, o escutado, o tocado e o provado pela existência, que você alimenta.

Faça por tornar-se "comestível" e entregue-se de todo a um sentimento de confiança e à consciência de ser frágil, delicado, diante da existência.

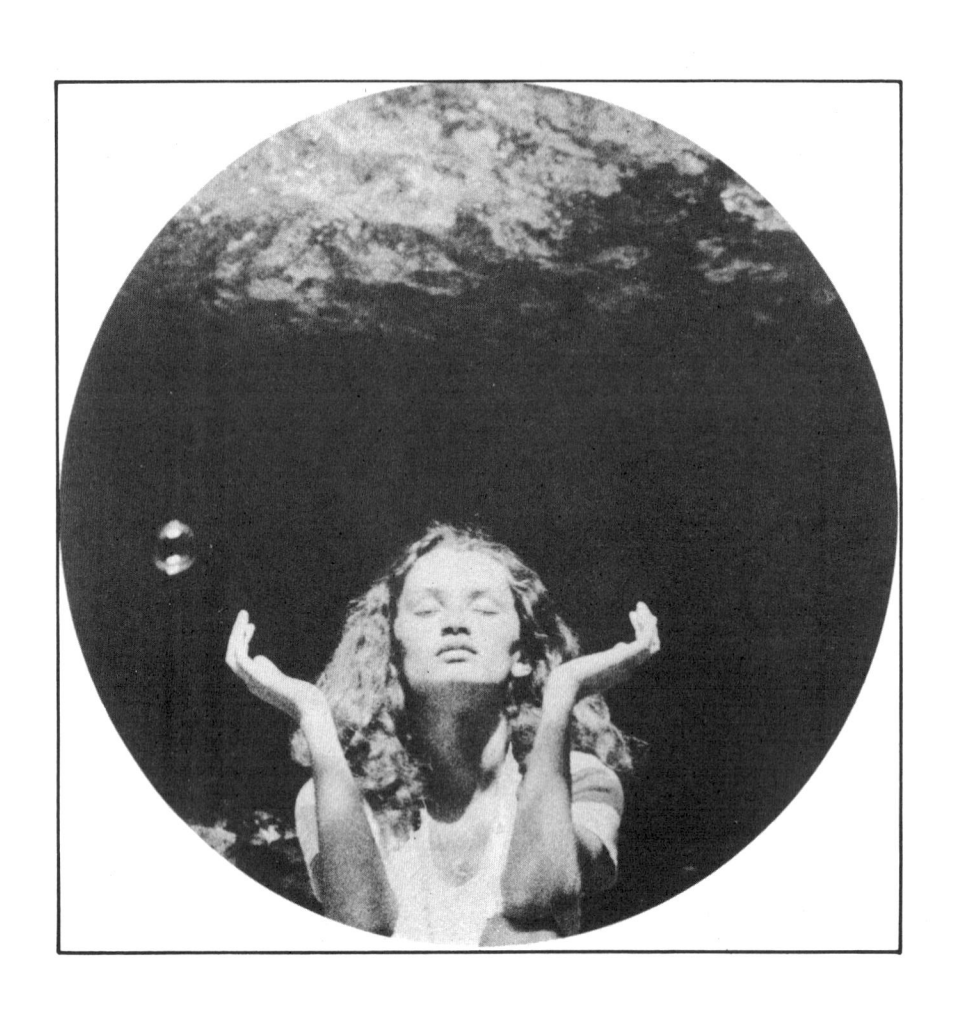

2

OS MANTRAS E
OS MUDRAS

O homem tem três instintos à sua disposição para apreender a realidade. Tem a capacidade de utilizar sua energia vital (ventre) para ser ativo, sua energia emocional (coração) para sentir e sua energia mental (cérebro) para analisar as informações que recebe do interior ou do exterior.

Ora, na maioria dos casos o homem só se serve do mental para tentar resolver as suas dificuldades ou obter respostas às suas perguntas, em detrimento das duas outras formas de consciência, que completam o quadro objetivo da realidade. E que nos oferece a utilização exclusiva do mental para resolver nossos conflitos interiores e exteriores?

Oferece-nos certa quantidade de informações objetivas (o céu é azul), certa quantidade de experiências que vivemos, um sistema moral e religioso que nos foi inculcado, todos os condicionamentos adquiridos desde a infância, nossos fantasmas, um mundo imaginário; enfim, em sua maior parte, uma soma de experiências vividas por outros e às quais aderimos sem que nós mesmos as tenhamos vivido. O mental tem, portanto, uma concepção subjetiva da realidade e suas respostas são tão objetivas quanto as informações de que dispõe para formulá-las.

Quando encerramos toda e qualquer atividade física e ficamos em silêncio, o mental se põe a funcionar, produzindo um afluxo de pensamentos desordenados, geradores de emoções, que ele retoma, interpreta e transforma em desejos ou atos. Esses desejos ou atos, provenientes de informações subjetivas, desembocam amiúde em situações que têm um gosto de "coisa já vista", situações que na verdade não desejamos reviver. Mas, caindo na cilada armada pelo mental, escravos de nossas emoções e identificados com elas, somos levados a reproduzir tais situações.

O afluxo de pensamentos nos esconde o fato de que somos uma consciência pura; e, projetados na tela da nossa consciência, esses pensamentos-filmes nos afetam, ao passo que no momento em que termina o filme as luzes voltam a acender-se e nada subsiste na tela branca do cinema, nem as descargas de armas de fogo nem as cenas de amor.

Em conseqüência, como parar esse mecanismo de identificação a fim de ter a abertura necessária para sentir a realidade aqui e agora por meio das nossas três inteligências (todo o nosso corpo) e, em seguida, utilizar apenas o mental para extrair dele uma linha de conduta relacionada com a nossa vida?

Como sujeitar o mental e colocá-lo ao nosso serviço?

O mantra ocupa aqui um lugar de destaque.

Ele pode apresentar-se como uma palavra-som repetida num certo ritmo, que emite uma vibração particular, ou como uma série de palavras que, repetidas interiormente, interrompem o afluxo dos pensamentos ao ocupar o mental.

O som do mantra tem poder de cura, pois a vibração produzida, dirigida para o ponto que se pretende atingir, exerce um efeito curativo muito poderoso. Pode igualmente penetrar no mais profundo do nosso subconsciente (onde reside a memória dos nossos medos, das nossas crenças, das nossas lembranças-recusas emocionais e de todos os nossos condicionamentos), dando-nos assim a consciência dos nossos mecanismos cuidadosamente escondidos.

Outra espécie de mantra, o mantra-repetição, pode ter o efeito de um escudo contra certas formas de violência. Por exemplo, se formos injuriados, em vez de identificar-nos com o insulto e com a emoção de cólera que ele provoca, podemos identificar-nos com o mantra e, através dele, queimar a energia emitida pela cólera. Esta se consome no mantra e deixa-nos centrados, não afetados pela agressão. Outras repetições mantrâmicas têm o poder de livrar-nos dos nossos condicionamentos, neutralizando-os.

Esse tipo de mantra, por conseguinte, em primeiro lugar, é um poderoso interruptor de pensamentos. Ocupando o mental, ele faculta à nossa consciência perceber o que existe por meio de todos os nossos sentidos. Uma vez purificados, para além de nossa identificação histórica, social e religiosa, à escuta do novo, temos o poder de alargar o nosso campo de consciência.

O Pensador, ou "aquele que pensa", desaparece e deixa o lugar à Testemunha, ou "aquele que não julga", que não está preso ao passado, que recebe a informação objetiva, que tem a visão da situação particular englobada na situação geral.

A segunda parte deste capítulo é consagrada aos mudras.

São posições corporais que emitem ou atraem certas formas de energia, certas qualidades ou estados interiores, como, por exemplo, a serenidade, a coragem, a abertura, etc. Podem estar associados aos mantras e, assim, lhes reforçam o efeito, ou a certas formas de meditação, e nos ajudam a permanecer despertos ou a sentir emoções com profundidade.

Essas posturas, que encontramos representadas em quase todas as religiões, são portas rituais que se abrem para a experiência da transcendência.

O MANTRA RAM

Este mantra serve para equilibrar as emoções sensibilizando os três centros (hara, plexo solar e terceiro olho). Para executá-lo, sente-se confortavelmente, com as costas

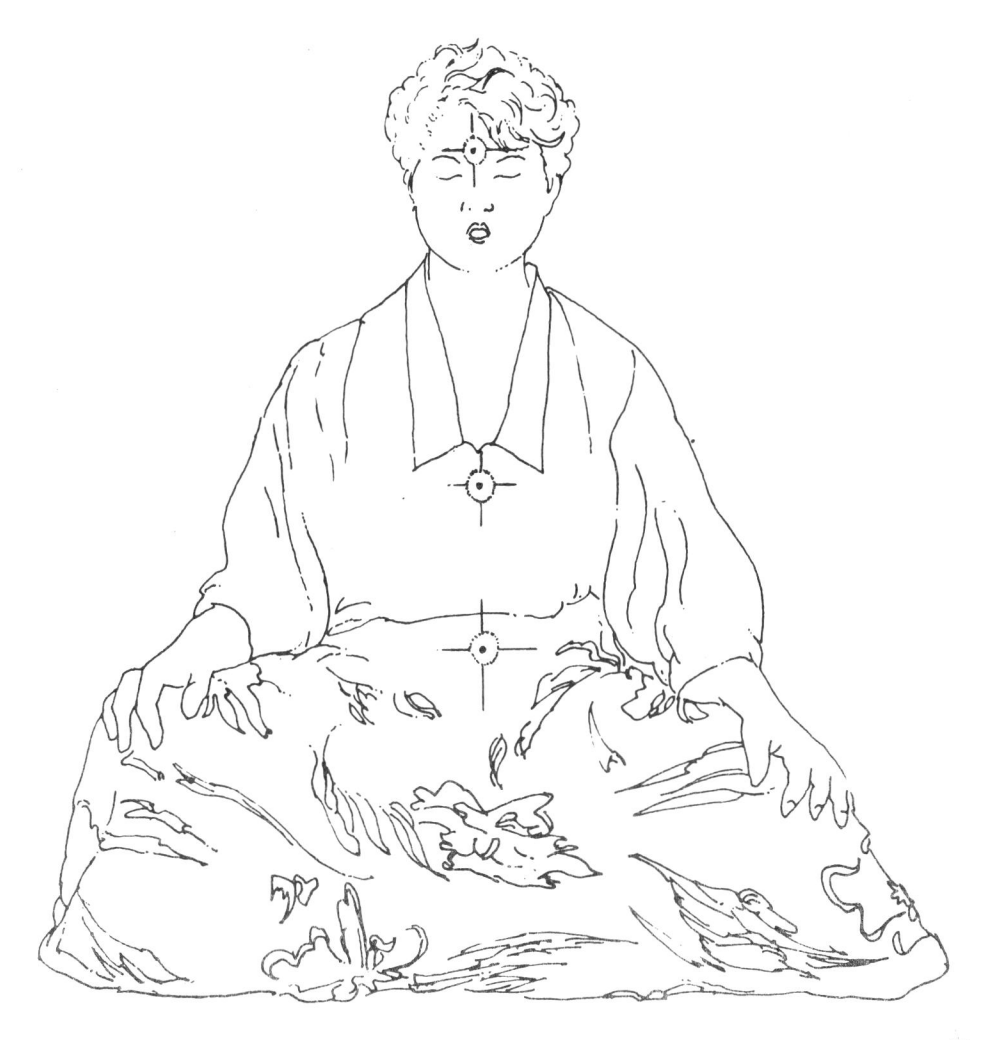

retas, a cabeça ligeiramente para trás e o queixo recolhido. Ao inspirar, encha primeiro o ventre, depois o peito e finalmente o alto dos pulmões. Em seguida expire, entoando o mantra RAM da seguinte maneira:

– Curta entoação do R.
– Mantenha o som A durante a maior parte da expiração.
– Entoe, a seguir, o som AM com o nariz. (Esse som é parecido com o som ONG e pode ser trabalhado antes como som nasal brando OOOOOOOOOONG.)
– A boca deve ficar bem aberta em forma de O e a língua se dobra para trás, na direção do alto do palato.
– Expire metade do ar pela boca e a outra metade pelo nariz.

Comece fazendo vibrar o mantra no baixo-ventre. Em seguida, erga a voz e transporte e som do hara para o plexo solar. Você sentirá uma vibração no centro do peito e parte do ar sairá pelo nariz. Continue a erguer a voz transportando o som do plexo solar para o meio da caixa craniana, onde se situa a glândula pineal. Sinta a vibração e relaxe a garganta, os ombros e o rosto. Termine o mantra reconduzindo a voz ao nível do hara, fazendo-o vibrar por um instante.

Se cantar o mantra RAM de forma correta, você ouvirá um som mais agudo vibrando na glândula pineal. Ao nível do hara, se o contato for bem-feito, você sentirá calor no baixo-ventre, terá um pouco de suor nas mãos ou no resto do corpo e ouvirá um harmônico secundário na cabeça (ou um zumbido no vão situado logo atrás da língua dobrada).

Pratique este mantra em sessões de dez a quinze minutos.

UTILIZAÇÃO DO MANTRA OM PARA CRIAR CALOR

Podemos utilizar o mantra OM associando-o a visualizações para entrar em contato com a energia do nosso ventre (ou a energia do ponto hara). O êxito dessa meditação depende da boa qualidade da concentração.

OM é cantado pelo maior espaço de tempo possível depois que você tiver feito uma inspiração completa. O som O dura quase até o fim da expiração, quando os lábios tornam a fechar-se. Depois canta-se o som MMM ao expirar o resto do ar pelo nariz.

Durante o canto do som O, se este for executado corretamente, deveremos perceber duas notas: uma nota profunda, que ressoa no hara, e um harmônico secundário na cabeça. O som MMM ressoa no hara.

– Faça uma saudação OM.

– Procure a posição ideal. Sente-se em posição de lótus ou semilótus, coloque as palmas das mãos sobre os joelhos e em seguida incline-se para a frente, a partir da base do busto, deixando ressair o ventre. Em seguida, retorne lentamente à vertical, arqueando as costas e recolhendo o queixo. (O peso do busto deverá ter o hara como eixo.) Interrompa o movimento assim que sentir que está fazendo um esforço e se sentir leve e bem centrado.

– Inspire pelo nariz, enchendo primeiro a parte baixa dos pulmões, depois o centro e por fim o alto do peito, aspirando a maior quantidade possível de ar. Relaxe-se, mas permaneça alerta.

– Abra bem a boca, recolhendo o queixo, e forme com a boca um O.

– Role a língua para trás, de modo que forme uma câmara de ressonância no fundo da boca. Cante o som OO. Parte do ar sai pela boca e o resto pelo nariz.

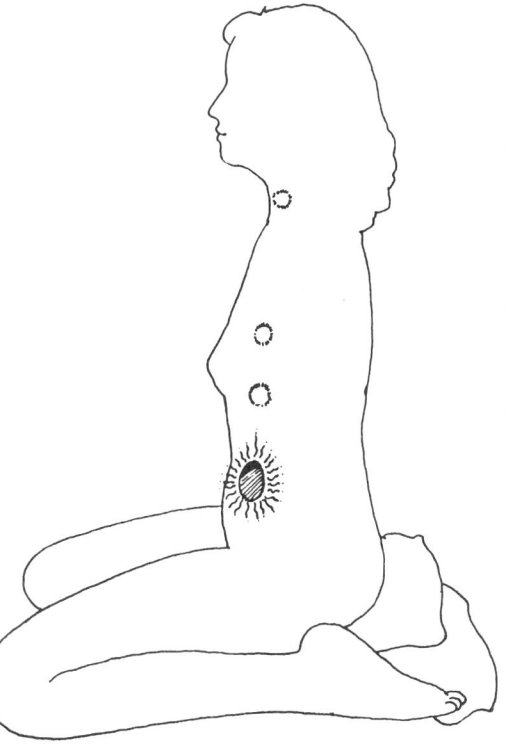

– Finalmente, depois que a boca estiver quase fechada, expire o resto do ar produzindo o som nasal MMM.

Cante o mantra OM 27 vezes seguidas, devagar, com o sentimento de ter todo o tempo do mundo para executar cada etapa corretamente.

– Nos três primeiros OMs, o som vibra a princípio na garganta e depois desce para o coração (no ponto situado justamente entre as duas aréolas dos seios).

– Nos três seguintes, o som desce do plexo solar para o hara.

– Nos três seguintes, imagine haver colocado um ovo no hara e depois cante, sentindo o ovo reaquecer-se e ficar levemente vermelho.

– Nos três seguintes, visualize o ovo, que fica cada vez mais vermelho e mais quente.

– Nos três seguintes, o ovo se avermelha ainda mais e acaba fervendo.

– Nos nove últimos, sinta todo o calor armazenado que se desprende do ovo e se espalha por todo o corpo.

Aqui, é muito importante cantar o mantra corretamente. Você deverá ouvir um harmônico secundário para ter a certeza da boa execução. Jogue com a posição dos lábios e da língua até ouvir distintamente os dois sons. Jogue também com o som, que pode ser cantado muito suavemente.

Pratique uma vez por dia, durante cinco dias, por quatro semanas consecutivas. No entanto, se você quiser praticar sete dias em sete, faça-o como se se tratasse de um jogo, com uma pausa no fim de semana.

SHUTATY-SHUMAWY

SHUTATY-SHUMAWY é um escudo balsâmico que elimina os pensamentos invasores do mental e rompe a cadeia das associações de idéias. É um meio de ocupar todo o espaço do mental, de modo que não lhe reste nenhum lugar para pensar em outra coisa além do mantra. É uma espécie de curto-circuito em que as duas palavras que o compõem não significam particularmente coisa alguma. Sua prática nos induz a um estado agudo de consciência do que se passa à nossa volta, tornando-nos sensíveis e presentes, num estado de percepção muito fina.

Para começar, faça a repetição em voz alta e depois em silêncio, quando a souber de cor.

Pronuncie cada palavra acentuando a segunda sílaba. Este mantra é constituído de oito partes e canta-se da seguinte maneira: as brancas se cantam SHUTATY, e as pretas, SHUMAWY.

Repita o ciclo por quanto tempo quiser, cinco, dez, quinze minutos. No que concerne à respiração, não interrompa o ritmo do mantra para inspirar ou expirar, mas prossiga na repetição enquanto respira. Você poderá ajudar-se batendo levemente na coxa direita com a mão direita para acompanhar SHUTATY e na coxa esquerda com a mão esquerda para acompanhar SHUMAWY.

Se praticar esse mantra com um grupo de pessoas, homens e mulheres poderão alternar-se. SHUTATY para os homens, SHUMAWY para as mulheres. Em seguida, troquem de papel.

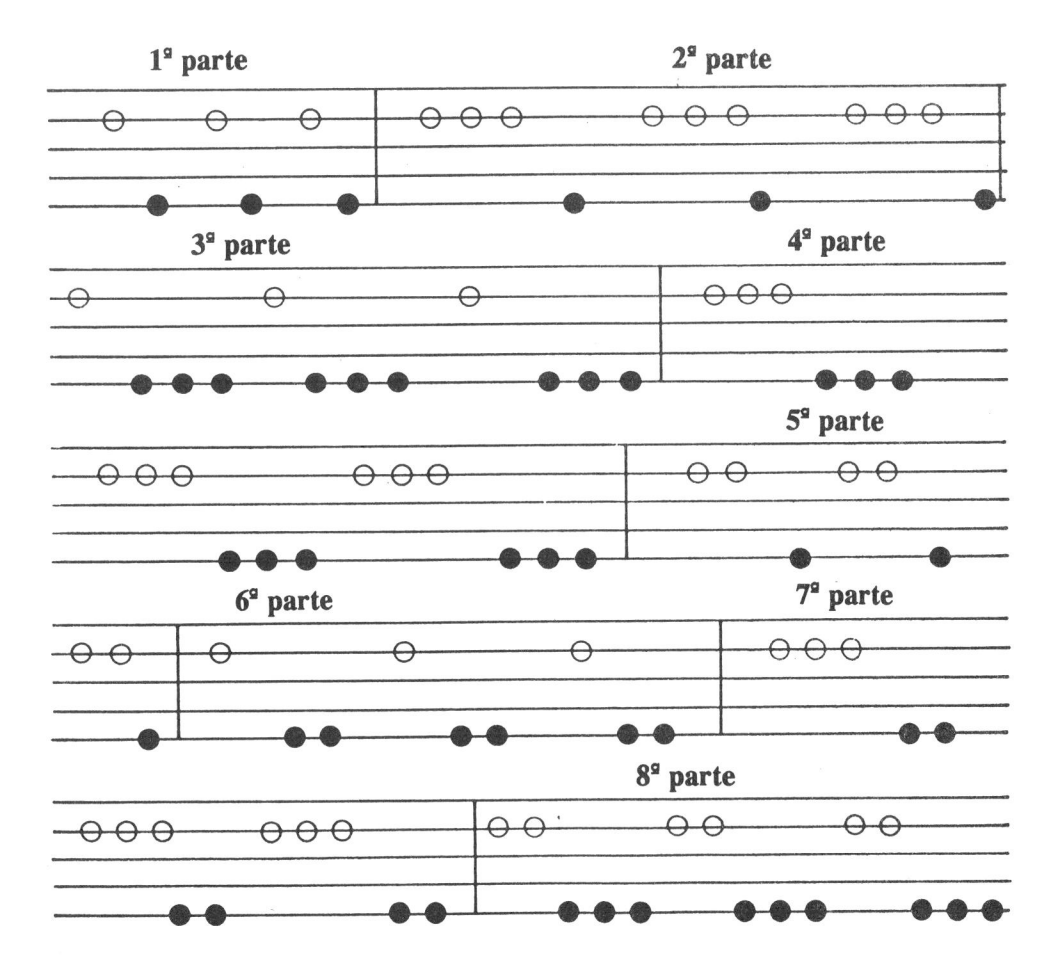

OM NAMO NARAYA NAYA

Executado corretamente, este mantra profundo e suave faz vibrar o coração. Cantado por uma pessoa só ou por várias vozes, exige uma disposição interior de respeito e sensibilidade à força que faz bater o coração.

– Feche os olhos.

– Coloque a mão esquerda sobre o coração e, a seguir, a direita sobre a esquerda.

– Permaneça em silêncio até sentir-lhe as pulsações. Só então comece a cantar suavemente as duas estâncias OM NAMO/NARAYA NAYA.

– Continue a cantar cada vez com mais força, alegremente, deixando-se dominar pelo mantra.

– Cante durante um quarto de hora e termine num sussurro, deixando o som desaparecer por si mesmo.

– Depois disso, fique ainda cinco minutos em silêncio.

– Esse mantra nos ajuda a lembrar-nos de que todos temos um coração vulnerável, afetuoso e alegre, e que tendemos a esquecê-lo, para deixá-lo de lado em nossas relações.

A sensação de que "meu coração é seu coração e seu coração é meu coração" enriquece uma relação amorosa.

Com efeito, o que esse mantra oferece é o meio de nos restabelecer no diapasão do coração.

REGENERAR OUTRA PESSOA COM A NOSSA ENERGIA

Podemos utilizar o mantra HOUM para regenerar qualquer pessoa que se sinta fraca ou doente. São necessárias, no mínimo, três pessoas a fim de transmitir a energia vital a essa pessoa.

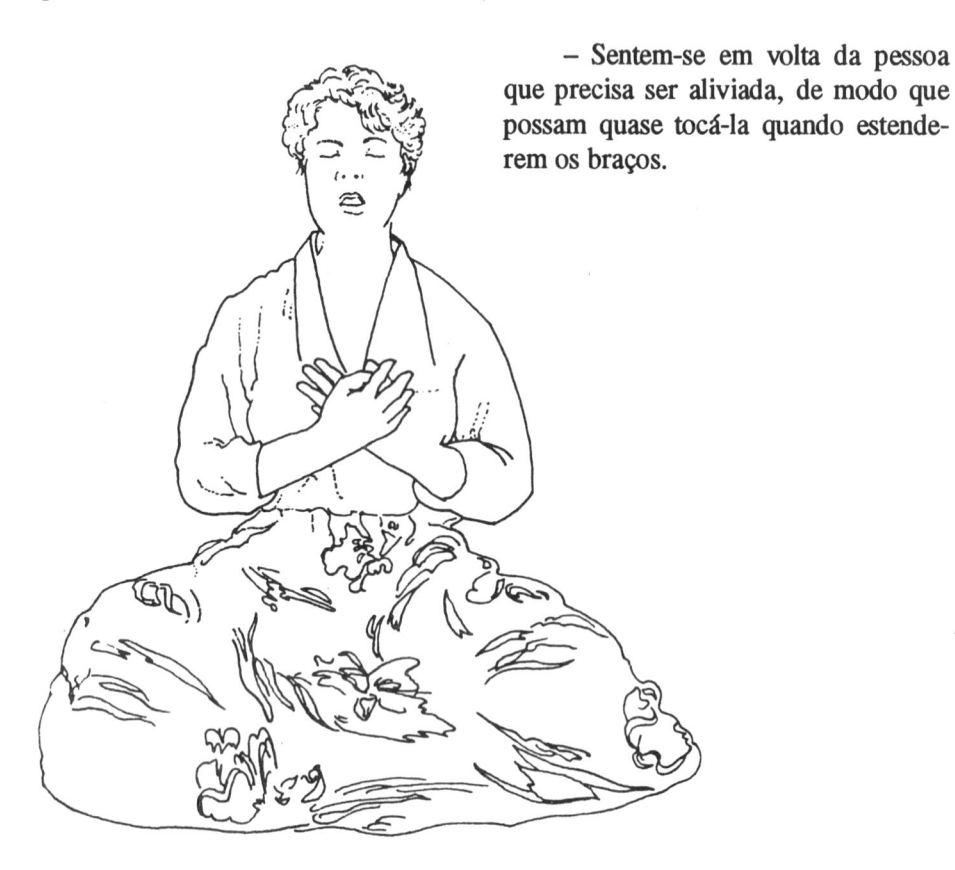

– Sentem-se em volta da pessoa que precisa ser aliviada, de modo que possam quase tocá-la quando estenderem os braços.

– Façam uma alegre saudação OM.

– Comecem todos a cantar o mantra HOUM, fazendo-o vibrar profundamente no hara. Façam três séries de doze cânticos, com uma pequena pausa entre as séries. Cantem em uníssono, de modo que cada pessoa ouça a própria voz e a dos outros. Module cada qual sua voz para alcançar o efeito almejado.

– Depois das três séries de cânticos, estendam os braços na direção da pessoa deitada no centro do círculo e continuem cantando o mantra.

As pessoas que enviam a energia são ativas (*yang*). Elas enviam a vibração do hara para o coração, do coração para as mãos e das mãos para a pessoa que necessita de alívio. Esta última é receptiva (*yin*); sua boca permanece ligeiramente aberta, ela está distendida e seu desejo é receber a energia enviada por todo o grupo.

– Continuem a cantar e a enviar energia vital pelo maior tempo possível. Tenham o sentimento de partilhar, visto que o sentimento de dar provoca grande fadiga.

– Terminem com uma saudação OM.

O MANTRA TADYATHA

Por sua significação, este mantra nos lembra a nossa verdadeira natureza. Eis por que não é apenas um escudo contra nossos pensamentos, porém mais ainda uma recordação da nossa primeiríssima origem. Diz ele:

TADYATHA GATE
GATE GATE
PARAM GATE
PARASAM GATE
BODDHI SVAHA

Tadyatha: com essa palavra você nomeia a consciência, sua natureza íntima.
Gate: você se exorta a ir mais longe.
Param: além do além.
Boddhi Svaha: assim seja.

"Consciência, vá mais longe, vá além, vá além do além. Assim seja."

Para começar, sente-se na posição de lótus ou semilótus, feche os olhos e aproxime o dedo indicador da mão direita do centro da palma da mão esquerda, lentamente, à altura do peito; e, quando o indicador tocar a mão, diga a palavra "mão". Nomeie-a. Dessa maneira, você utilizará o mantra em seguida; você nomeará (chamará) a consciência com a mesma qualidade interior que lhe serviu para nomear a mão. Em seguida, abaixe os braços e comece a cantar o mantra como uma suave melopéia, concentrando-se na significação profunda das palavras.

Você também poderá cantá-lo interiormente, ou então dizê-lo cada vez mais depressa.

Para interiorizar-lhe a qualidade, é mister praticar a técnica durante duas semanas, dez minutos de manhã, dez minutos à tarde e dez minutos à noite. Depois disso você poderá utilizá-lo cada vez que se sentir separado de sua verdadeira natureza, melancólico, encolerizado, triste ou presa de emoções com as quais se identificou, referindo-se assim à consciência que é e que continua sempre presente para lembrar-lhe as suas raízes.

BARAKATH

Os homens são médiuns através dos quais passa a energia cósmica. Eles estabelecem o elemento de ligação entre o céu e a terra.

Para ter consciência dela e sentir a passagem dessa energia como algo concreto, e em seguida senti-la na vida cotidiana, temos a possibilidade de praticar o mantra BARAKATH associado a um movimento. Dessa maneira nós nos transformamos em pára-raios, em vajara – instrumento tibetano que simboliza a união das energias cósmica e terrestre –, em médium, e tomamos consciência da nossa posição no planeta. Essa posição entre o céu e a terra tem grande importância em astrologia, por exemplo. Ocupamos esse lugar e temos assim o poder de captar a energia do cosmo e transmiti-la à terra.

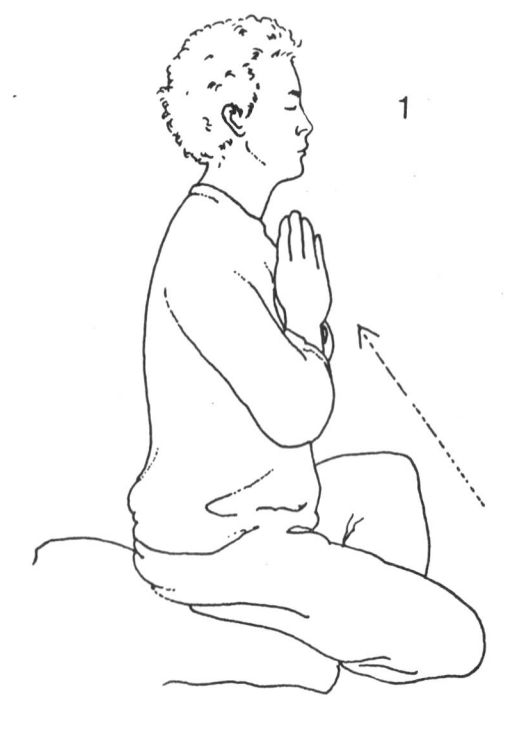

– Sente-se confortavelmente na posição de lótus ou semilótus.

– Coloque as mãos juntas no chão, à sua frente, com os braços estendidos.

– Ao inspirar, leve as mãos juntas ao meio do peito. Prenda a respiração. Em seguida, deixe a mão direita no mesmo lugar e eleve a mão esquerda acima da cabeça.

– Expire, cantando o mantra da seguinte maneira: durante o som BA, faça a mão esquerda passar diante do rosto; depois, com o som RA, continue o movimento até ela chegar onde está a mão direita. Finalmente, com o som KATH, faça descer a mão direita, com um movimento vivo, até o chão, feito uma flecha.

Dessa maneira você capta a energia cósmica e a faz passar pelo coração para levá-la à terra.

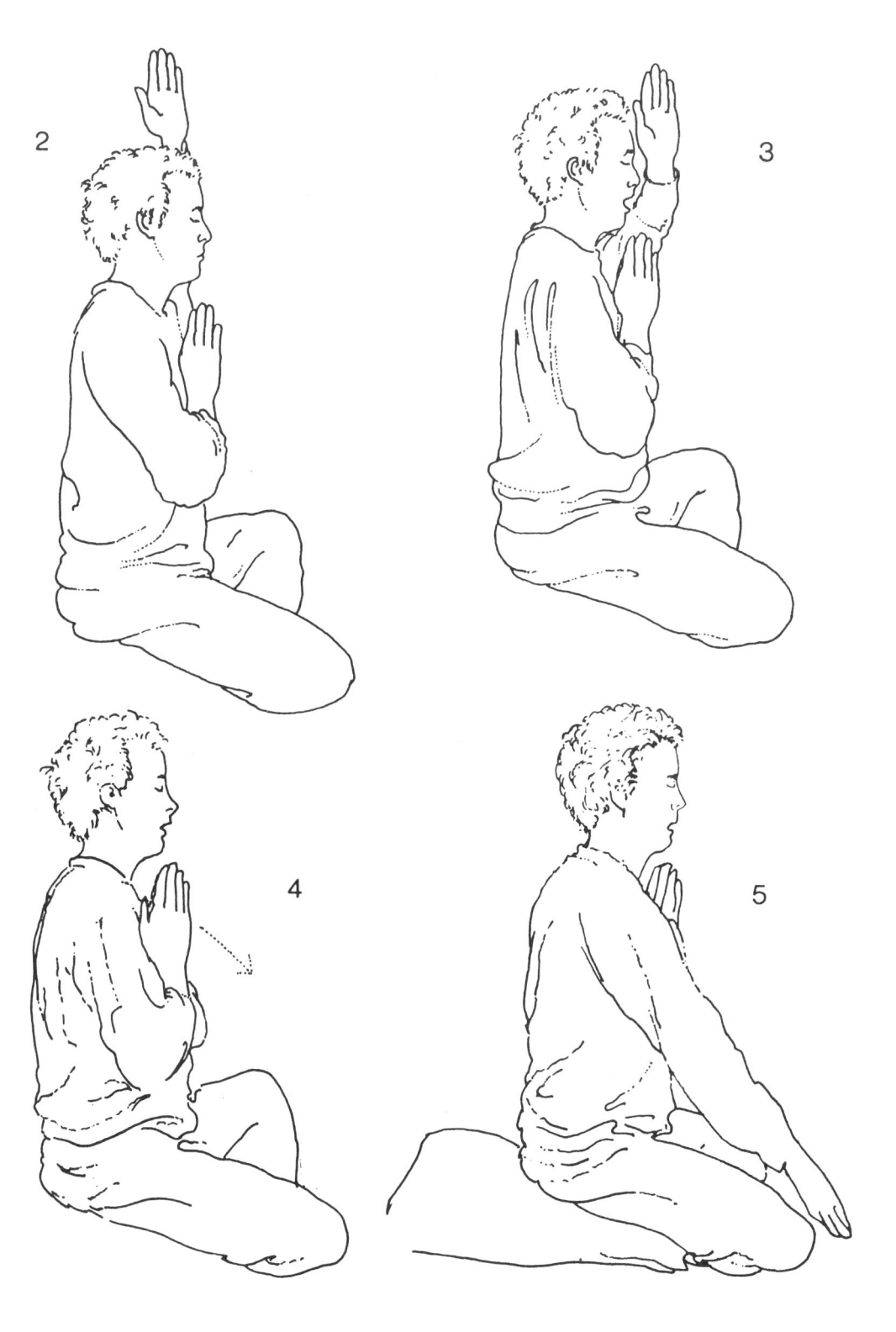

O MANTRA SIM

A criança chega ao mundo totalmente dependente do círculo de pessoas que a cercam. Ela não tem escolha, e sua sobrevivência depende dos outros. Mas logo ela aprende a exprimir sua necessidade de amor, de alimento e de calor, e a obter o que quer.

Naturalmente, num dado momento ela descobrirá o impacto da palavra "não" e terá o seu "período do não", que durará por mais ou menos tempo. É uma fase durante a qual ela observa uma mudança na atitude do adulto. Sente que tem importância, que tem um lugar próprio no grupo, e é provavelmente através do NÃO que ela se define como "outra". Infelizmente, essa atitude torna-se não raro um hábito inconsciente de recusa, que nos domina a existência e só nos deixa um gosto de impotência, e não mais o gosto de existir como a criança que descobre o seu eu. O não tornou-se um objeto de proteção de tal forma automático que não nos permite outra escolha. Eis-nos de volta ao ponto de partida. (Observa-se que certas pessoas assumem a mesma atitude inconsciente diante do sim, mas, de um modo geral, o mundo atual está mais orientado para o não, a desconfiança, o orgulho e a agressividade.)

Aqui, para reequilibrar o nosso psiquismo, podemos utilizar o mantra SIM e descobrir outra maneira de ser.

É quase certo que um sentimento de medo acompanhe a mudança, mas podemos aceitar o medo como natural e, ainda assim, tentar outra coisa para inverter o processo defensivo.

Durante uma semana, a todo momento, onde quer que esteja, cada vez que se sentir tenso, a pique de fazer juízos negativos, ou até quando sentir alegria, diga "sim" interiormente. Desde que se levanta até que se deita, cultive o sim e veja o que a nova energia pode oferecer-lhe.

PAZ A ESSE HOMEM
PAZ A ESSA MULHER

Todas as vezes que tiver um encontro com alguém ou topar com uma pessoa fortuitamente, em todas as circunstâncias que lhe infundam aversão, ódio ou amor a essa pessoa, em que você a julgar de forma positiva ou negativa, repita no íntimo o mantra "Paz a esse homem" ou "Paz a essa mulher".

Sinta profundamente que lhe deseja a paz; e, se esse desejo tem raízes na sinceridade, você observará uma mudança na pessoa, como se alguma coisa desconhecida a houvesse penetrado. Seu modo de ser mudará.

Experimente o mantra durante duas semanas e você lhe constatará a eficácia.

Você pode também praticá-lo consigo mesmo.

Deseje paz a si próprio quando estiver zangado consigo mesmo ou quando se estiver julgando de maneira negativa. Em todas as ocasiões, repita: "Paz a este homem" ou "Paz a esta mulher".

OS BIJAS

Tendemos a esquecer que cada dia que começa termina e dá lugar a um novo dia e que existe um ritmo cósmico nesse fenômeno natural.

Nós nos atiramos de cabeça baixa às nossas atividades e só nos tornamos conscientes do fenômeno no fim da semana, havendo ocasiões em que nem pensamos nele.

Não atrapalharia em nada nossas atividades cotidianas o fato de nos lembrarmos desse estado de coisas. Pelo contrário, isso nos ajudaria até a enraizar-nos no presente e a conciliar nossos atos com a realidade do tempo e do espaço.

Alguns místicos chegaram a criar um sistema constituído de sons, cores, planetas e conceitos a fim de ajudar-nos a sentir esse fenômeno natural com profundidade.

A primeira noção que se há de compreender é que o dia por vir começa potencial-mente ao pôr-do-sol, como todas as coisas vivas que nascem da noite, da sombra, da matriz da mãe. Por conseguinte, o dia termina no ocaso e o dia seguinte começa logo depois. Esse momento, essa passagem se chama a hora púrpura, e a cerimônia dos bijas ocorre nesse momento. Esses ritos, muito eficazes, podem ser utilizados de inúmeras maneiras, como escudo mantrâmico, como revelação, como meio de harmonizar-se com a rotação da Terra, com o relógio do tempo.

Apresentaremos aqui diversas técnicas respeitantes aos bijas.

AS MUDANÇAS DE BIJAS

Essa curta cerimônia nos faz tomar consciência do momento em que a energia do dia que termina se transforma e passa a ser a energia do dia que há de vir. Ela ocorre ao pôr-do-sol ou na hora que lhe sucede, a hora púrpura. Será preciso que vocês sejam pelo menos dois, ou um grupo, e decidam quem dirigirá a cerimônia.

– Fechem os olhos e façam uma saudação OM.

– O oficiante começa a repetir a palavra VAJARA doze vezes, contando nos dedos da mão direita. Os outros repetem depois dele. (O oficiante: VAJARA, o grupo: VAJARA, etc.) Cabe ao oficiante escolher o ritmo das repetições, podendo acelerá-lo ou retardá-lo a fim de obter efeitos diferentes. O grupo segue esse ritmo.

– Após as doze repetições, façam uma pausa curta e, a seguir, recomecem outra série de doze VAJARAS.

– Façam mais uma pequena pausa e, em seguida, o oficiante nomeia doze vezes o bija do dia que está terminando, enquanto o grupo lhe faz eco. Mais uma breve pausa, depois da qual vêm mais duas séries de doze vajaras.

– Por fim o oficiante conclui nomeando doze vezes o bija do dia que começa, enquanto o grupo lhe faz eco.

– Observem todos, então, dois ou três minutos de silêncio, depois façam uma saudação OM.

Não se dêem pressa em terminar a cerimônia. Se desejarem permanecer em silêncio para gozar o espaço que se criou, façam-no com todo o vagar.

Os dias	Bijas	Fonéticos
segunda-feira	AIM	aïm
terça-feira	KLEEM	kliim
quarta-feira	HUM	hhoum
quinta-feira	GAM	gâm
sexta-feira	GLAUM	glaôm
sábado	SHRIM	chrim (r inglês)
domingo	OM	ôm

Essa técnica é muito eficaz contra os estados de tensão interior, de estresse.

MEDITAÇÃO EM MARCHA COM OS BIJAS

Meditação que se pratica onde quer que você esteja, caminhando normalmente, e que utiliza a repetição de certo som para cortar a tagarelice mental. Ela nos torna totalmente presentes no nosso ambiente imediato, como uma película virgem prestes a ser impressionada pela menor particularidade daquilo que a rodeia.

A criança, virgem de todo saber intelectual, percebe a realidade física através das formas, das cores, da luz, das vibrações. Em outras palavras, percebe a realidade sem o filtro do mental, sem analisar. Nós, adultos, temos a necessidade contínua de interpretar ou dar nome ao que vemos, privando-nos assim de uma mudança direta de energia. O mental interfere constantemente, julgando, selecionando, dando nome, imobilizando as coisas no espaço, impedindo-nos de estar aqui e agora em nosso ambiente e de sermos alimentados por ele.

Com essa técnica, os lugares que atravessamos todos os dias, automaticamente, sem vê-los, vão mudar de qualidade.

– Escolha o bija do dia (veja a tabela na página anterior).
– Enquanto caminha, repita o bija interiormente cada vez que o seu pé toca o solo. Se caminhar depressa, diga-o uma vez em duas.
– Toda vez que você vir ou observar alguma coisa, em vez de lhe dar nome (um homem, um carro vermelho, uma árvore, uma casa cinzenta, etc.), chame-a pelo nome do bija do dia. Deixe que tudo se torne o bija, o fogo vermelho, a bicicleta, tudo.
– Cada vez que tiver um pensamento, seja a respeito do que for, incluindo a meditação, espere que ele se vá por si mesmo, e depois diga o bija. (Ex.: "Estou cansado", AIM; "Vou telefonar para Jorge", AIM, etc.) Não julge o pensamento; espere que ele o deixe e diga o bija. Dessa maneira, tudo se transforma em bija.

Você pode praticar em qualquer hora do dia, durante meia hora, uma semana inteira até que a técnica se torne um instrumento utilizável em toda a parte. Pode ser que você seja perturbado por uma manifestação independentemente da sua vontade, como um encontro com um amigo ou com alguém que lhe peça uma indicação qualquer. Faça o que for preciso, e logo depois, quando a pessoa se tiver afastado, diga o bija.

Esta meditação é uma das mais simples de ser praticada para colocá-lo aqui e agora em todas as situações, sobretudo as do cotidiano, não raro vividas como repetitivas, enfadonhas até, e também para evitar a tensão das horas de pico na cidade, no metrô ou ao volante de um automóvel.

OS BIJAS E SEU CONCEITO

Esta meditação é praticada como a meditação caminhando e, além disso, com o conceito contido no som do bija. Por exemplo, quando você repete o bija HOUM, lembre-se também do conceito da palavra: "Eu sou o nada" (Eu sou o nada, e não eu *não* sou nada). Deixe-o penetrar em seu psiquismo e ele lhe transformará o ponto de vista, a posição mental em relação ao mundo.

Lembro-me de que, quando viajava e me via no meio da multidão (fenômeno de massa equivalente em nossas cidades), possuía-me um sentimento de sufocação e medo na barriga. Para desembaraçar-me desse sentir angustioso eu repetia para mim mesmo: GLAUM: "Eu sou a humanidade", e, volvido um instante, conseguia lançar-me no meio da turba sem nenhum esforço.

Tais repetições podem realmente ser úteis a qualquer momento. Elas nos devolvem à memória uma faceta da nossa natureza íntima e nos harmonizam com a realidade. Não tenha medo de utilizá-las com freqüência.

Segunda-feira	AIM	Minha consciência é limpidez
Terça-feira	KLEEM	Eu sou cada coisa
Quarta-feira	HUM	Eu sou o nada
Quinta-feira	GAM	Tudo é um sonho
Sexta-feira	GLAUM	Eu sou a humanidade
Sábado	SHRIM	Tudo é um
Domingo	OM	Eu sou o vazio

OS MUDRAS DAS VIRTUDES

Temos todos um modo pessoal de mover-nos. Nossos gestos, nossas posições corporais têm uma significação precisa, mas esse fenômeno continua inconsciente para quase todos nós.

A observação deles revela o estado interior da pessoa e a qualidade da energia que ela manifesta no exterior.

Podemos constatar igualmente que as posturas têm grande importância em todas as religiões. Por exemplo, no cristianismo os santos são freqüentemente representados na mesma posição, que designa uma qualidade precisa que se acredita representada pelo santo.

Enfim, certos gestos, que utilizamos às vezes para significar nossa cólera ou nosso desdém, são muito reveladores (e grosseiros!). Apesar disso, são portadores de uma energia evidente!

Portanto, se aceitarmos o fato de que certas posições do corpo engendram certa qualidade, poderemos praticar a técnica aqui apresentada, a qual, conforme as circunstâncias, nos permite interiorizar a virtude que teria o melhor impacto em nossa vida ativa.

As virtudes são estados de ser naturais que se podem sentir graças a posições corporais precisas. Trabalhando essas posturas, recolocamo-nos em harmonia com as virtudes humanas. Para reforçar-lhes o impacto, o canto de um mantra os acompanha.

A ação

O fato de agir no momento sem pensamentos e a partir da energia armazenada no hara.

O mantra: OM.

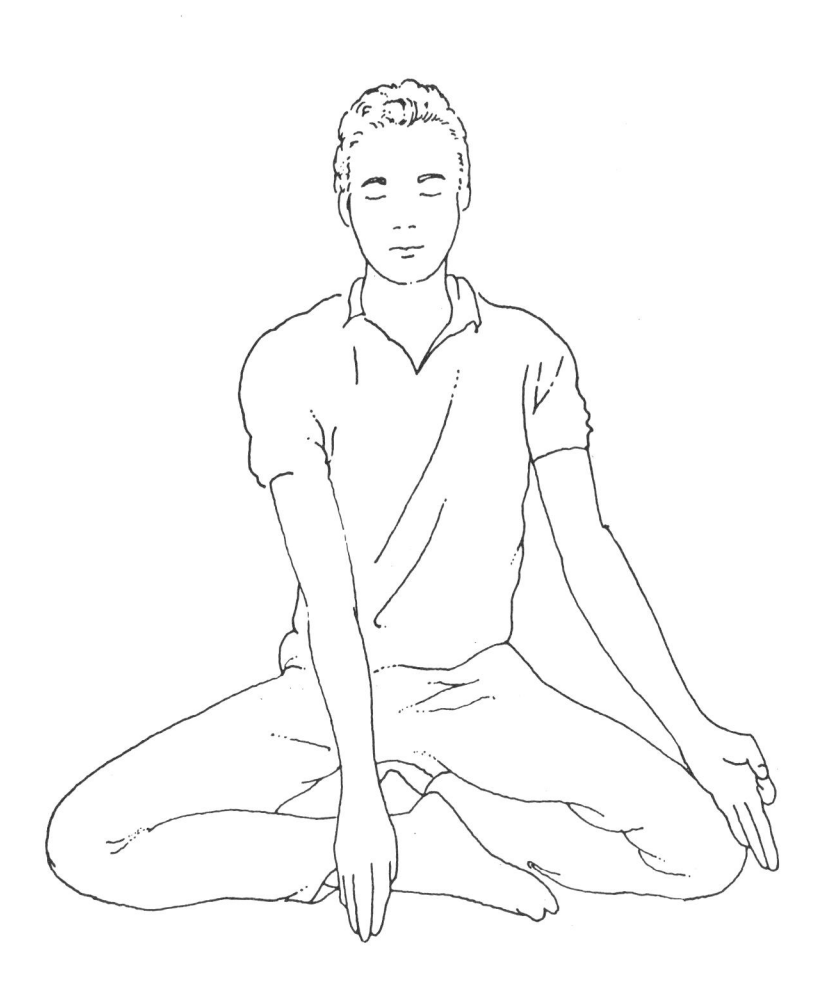

A coragem

O fato de aceitar a validade da nossa realidade interior como força para agir no mundo.

O mantra: RAH (r inglês).

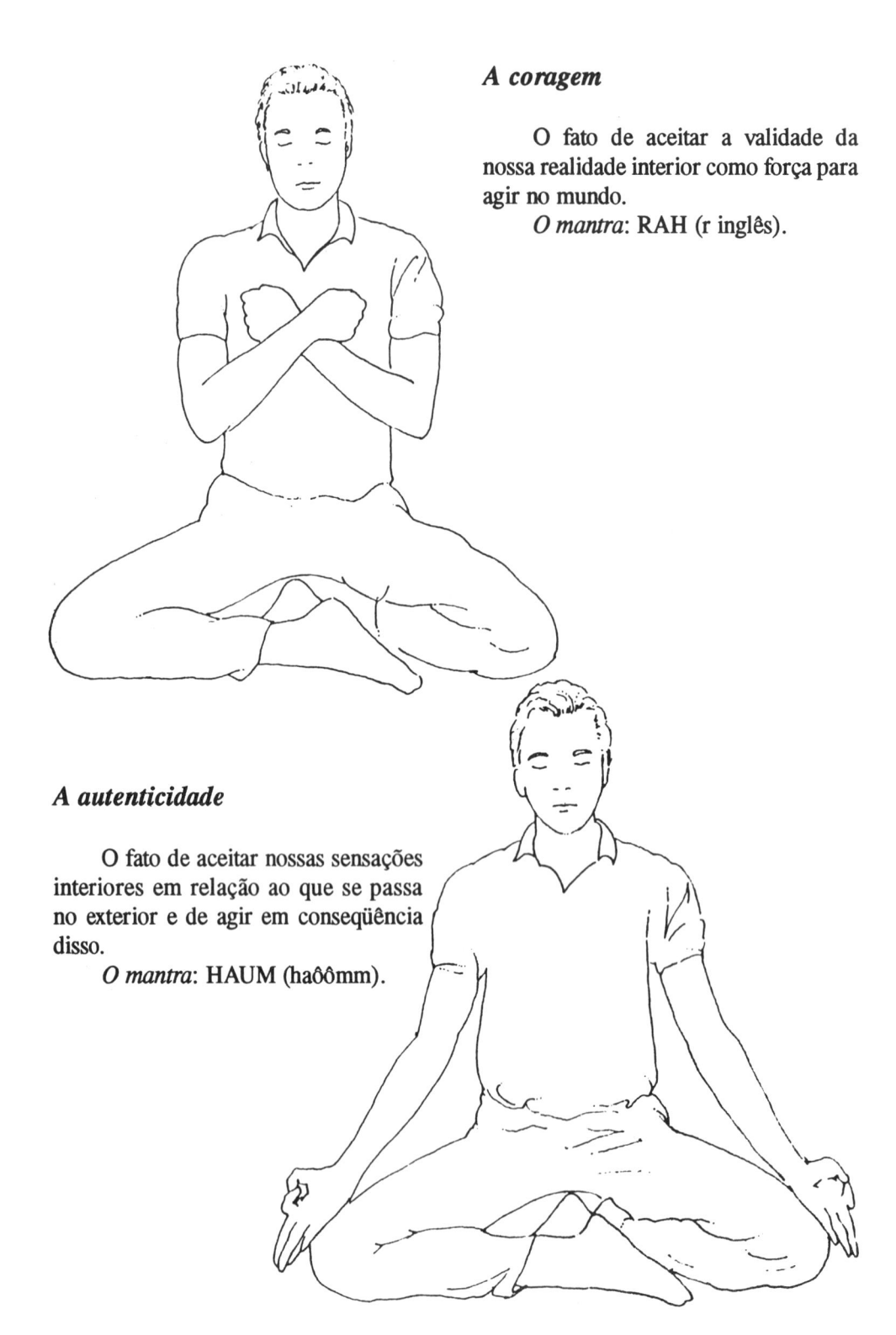

A autenticidade

O fato de aceitar nossas sensações interiores em relação ao que se passa no exterior e de agir em conseqüência disso.

O mantra: HAUM (haôômm).

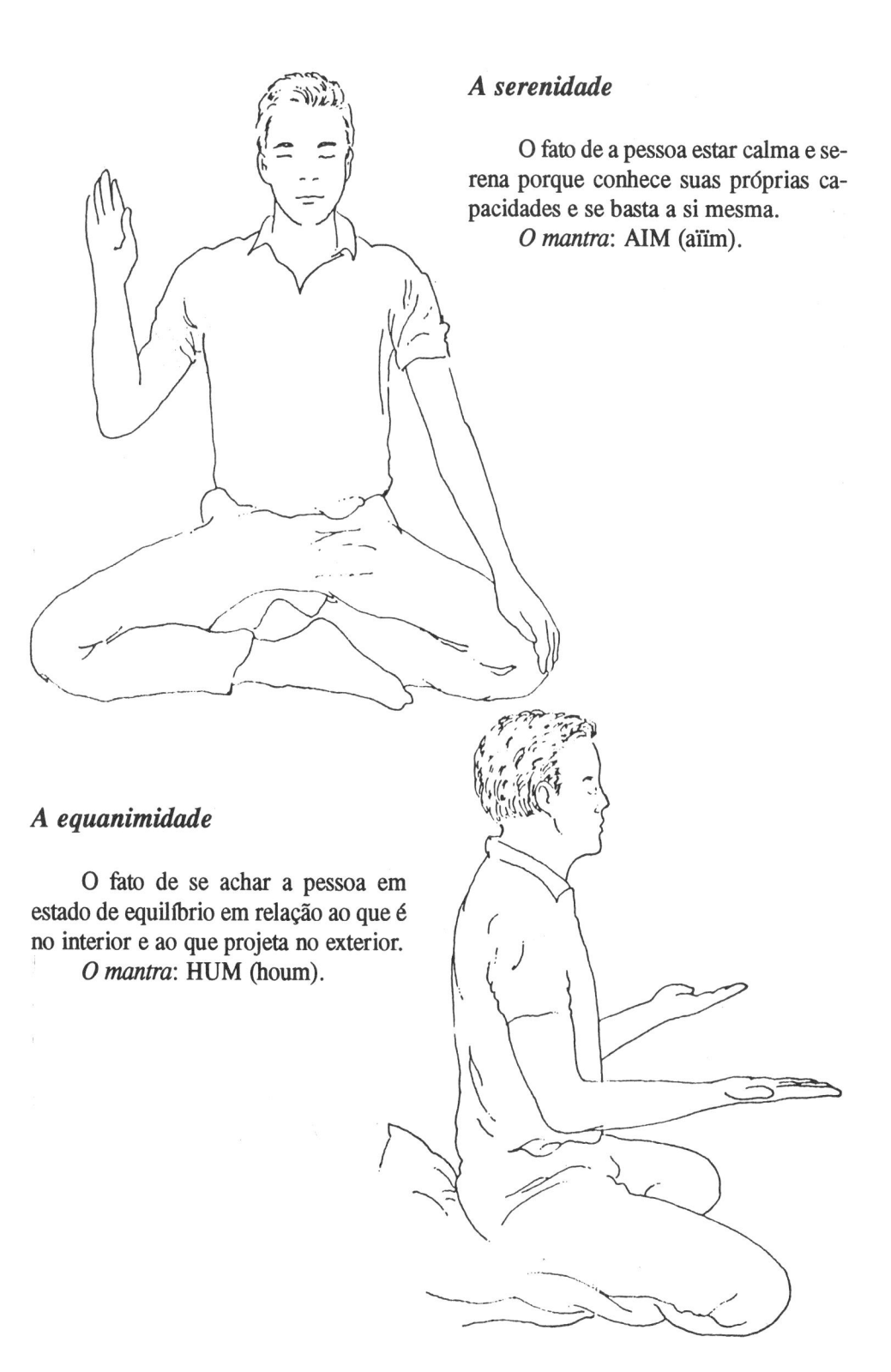

A serenidade

O fato de a pessoa estar calma e serena porque conhece suas próprias capacidades e se basta a si mesma.

O mantra: AIM (aïïm).

A equanimidade

O fato de se achar a pessoa em estado de equilíbrio em relação ao que é no interior e ao que projeta no exterior.

O mantra: HUM (houm).

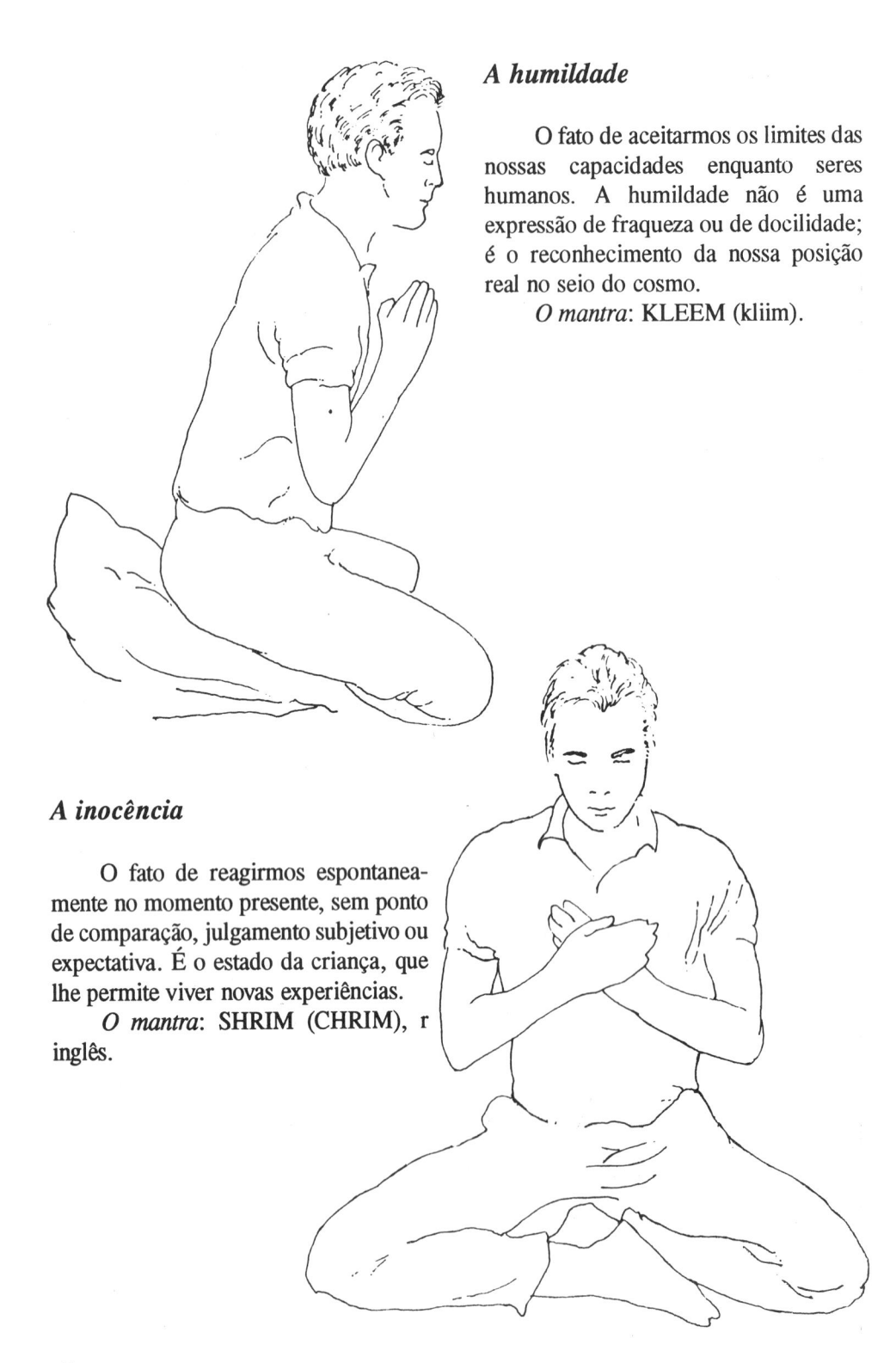

A humildade

O fato de aceitarmos os limites das nossas capacidades enquanto seres humanos. A humildade não é uma expressão de fraqueza ou de docilidade; é o reconhecimento da nossa posição real no seio do cosmo.

O mantra: KLEEM (kliim).

A inocência

O fato de reagirmos espontaneamente no momento presente, sem ponto de comparação, julgamento subjetivo ou expectativa. É o estado da criança, que lhe permite viver novas experiências.

O mantra: SHRIM (CHRIM), r inglês.

O desprendimento

O fato de não nos identificarmos com o que não faz parte da nossa natureza essencial e de não desejarmos outra coisa senão o que temos.

O mantra: GAM (gâm).

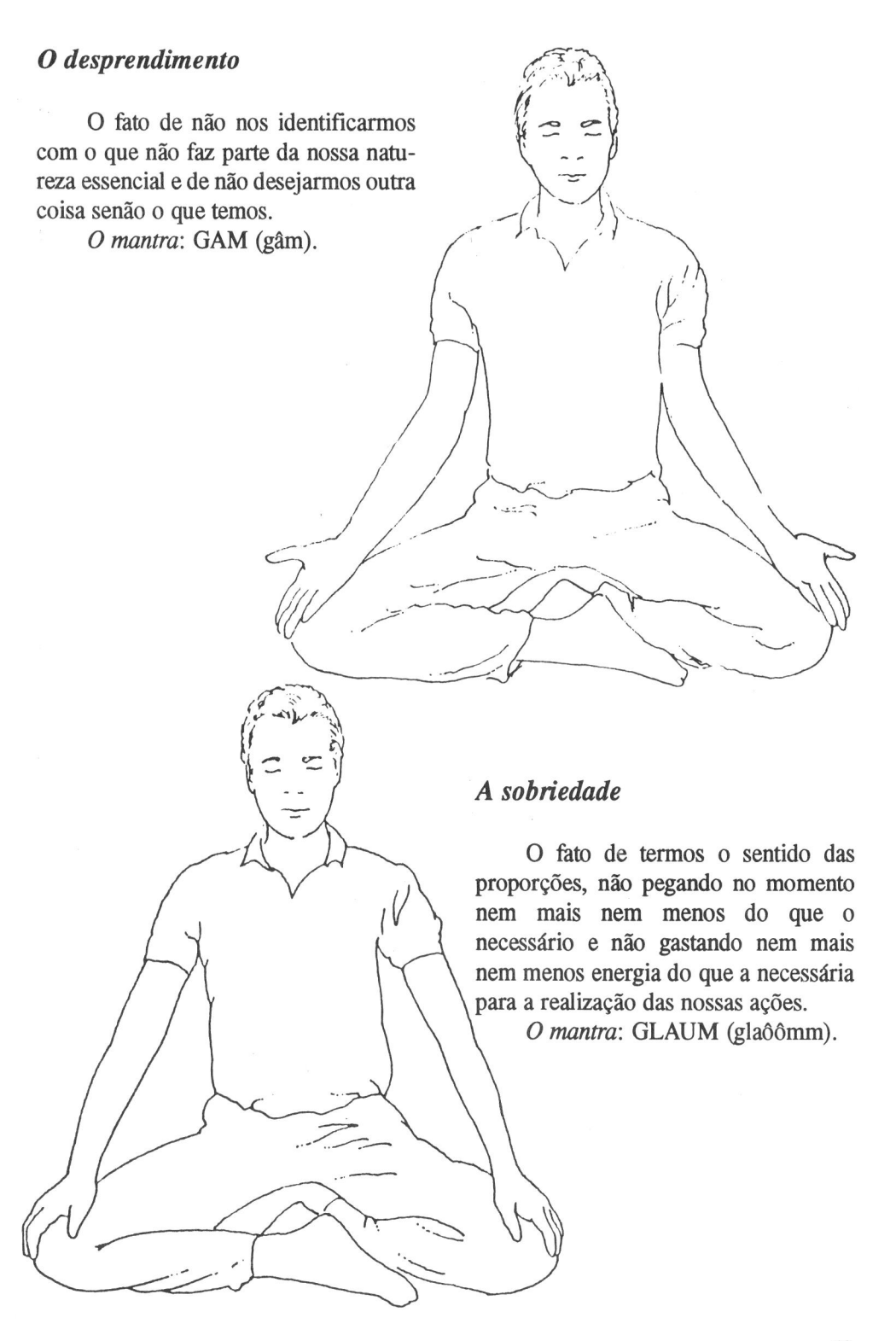

A sobriedade

O fato de termos o sentido das proporções, não pegando no momento nem mais nem menos do que o necessário e não gastando nem mais nem menos energia do que a necessária para a realização das nossas ações.

O mantra: GLAUM (glaôômm).

A HUMILDADE *(Lao Tsé)*

Sê totalmente humilde e encontrarás o fundamento da Paz.

Sê um com tudo o que é vivo, com tudo o que veio, floresceu e voltou à quietude, como a vegetação luxuriante, que torna a se inclinar na direção das raízes.

A aceitação desse regresso à fonte chama-se quietude.

A aceitação da quietude foi condenada a ser fatalismo.

Mas o fatalismo é tão-somente a aceitação do destino. E aceitar o destino é enfrentar a vida com os olhos abertos, ao passo que recusar o destino é tão-somente enfrentar a morte com uma venda nos olhos.

Quem tem os olhos abertos tem o espírito aberto

Quem tem o espírito aberto tem o coração aberto

Quem tem o coração aberto é majestoso

Quem é majestoso é divino

Quem é divino é útil

Quem é útil é infinito

Quem é infinito é protegido

Quem é protegido está presente.

INTERIORIZAÇÃO DAS VIRTUDES

– Faça uma série de cartões nos quais escreverá o nome de cada virtude, sua significação, assim como o nome do mantra que a acompanha.

– No canto consagrado à meditação, coloque à sua frente o cartão relativo à virtude que pretende trabalhar.

– Tome a posição da virtude, feche os olhos e cante o mantra doze vezes seguidas. Faça, ao todo, três séries de doze cânticos.

Cada noite trabalhe uma virtude, lembrando-se da qualidade dela durante todo o dia seguinte.

FAZER GIRAR A RODA DAS VIRTUDES

Depois de ter realizado o trabalho de interiorização das virtudes, pratique esta técnica. Trata-se aqui de representar sucessivamente cada virtude tomando-lhe a posição e cantando-lhe o mantra.

– Faça uma saudação OM.

– Tome a posição, inspire e cante o mantra expirando.

– Logo depois, tome a posição seguinte, inspire e expire cantando o mantra, etc.

– Ao todo, faça três vezes doze séries constituídas pelas nove virtudes.

– No fim, permaneça em silêncio por um momento e depois faça uma saudação OM.

AS VIRTUDES: A MEDITAÇÃO DO GLOBO

– Escolha uma virtude, sente-se, faça uma saudação OM.

– Tome a posição da virtude.

– Cante o mantra três vezes e inicie respirações alfa. (Para cada seqüência deste exercício, faça entre seis e doze respirações alfa.)

– Visualize-se na posição da virtude no centro de um globo.

– Visualize o globo alçando-se um metro acima do solo.

– Imagine-se flutuando até o centro da galáxia, sempre no centro do globo.

– Ali, fique no globo, inspire e expire a energia da virtude (inspire no corpo, expire à sua volta, na galáxia).

– Em seguida, imagine-se voltando à Terra, desde o centro da galáxia, em seu globo, passando defronte dos planetas.

– Na Terra, sinta estar atravessando o reino mineral.

– Sinta estar atravessando o reino vegetal.

– Depois o reino animal.

– Agora, imagine estar flutuando sobre um lugar familiar, onde se encontra grande número de pessoas, e estar inspirando e expirando a energia da virtude.

– Sinta estar voltando ao aposento de onde partiu.

– O globo se abre e você fica na posição da virtude.

– Cante o mantra duas vezes.

– Faça uma saudação OM.

As virtudes podem ser igualmente utilizadas como ajuda para tirar proveito das qualidades que lhes são próprias, podendo cada uma delas revigorá-lo numa circunstância particular.

Escolha uma situação porvindoura, em que você gostaria de mostrar esta ou aquela força ou qualidade.

Na véspera, à noite, trabalhe a virtude correspondente, tomando-lhe a posição e cantando-lhe o mantra doze vezes.

Em seguida, visualize a situação em que você gostaria de vê-la manifestar-se.

Quando tudo estiver perfeitamente claro, faça mais duas séries de doze cânticos.

Deseje, então, a si mesmo a melhor evolução possível no seio dessa situação e faça uma saudação OM.

Chegado o momento, você sentirá a diferença. A qualidade de seus atos e palavras terá mudado. Com essa técnica, você poderá saber intimamente que lhe é dado escolher entre este e aquele procedimento, e isso para o seu maior benefício.

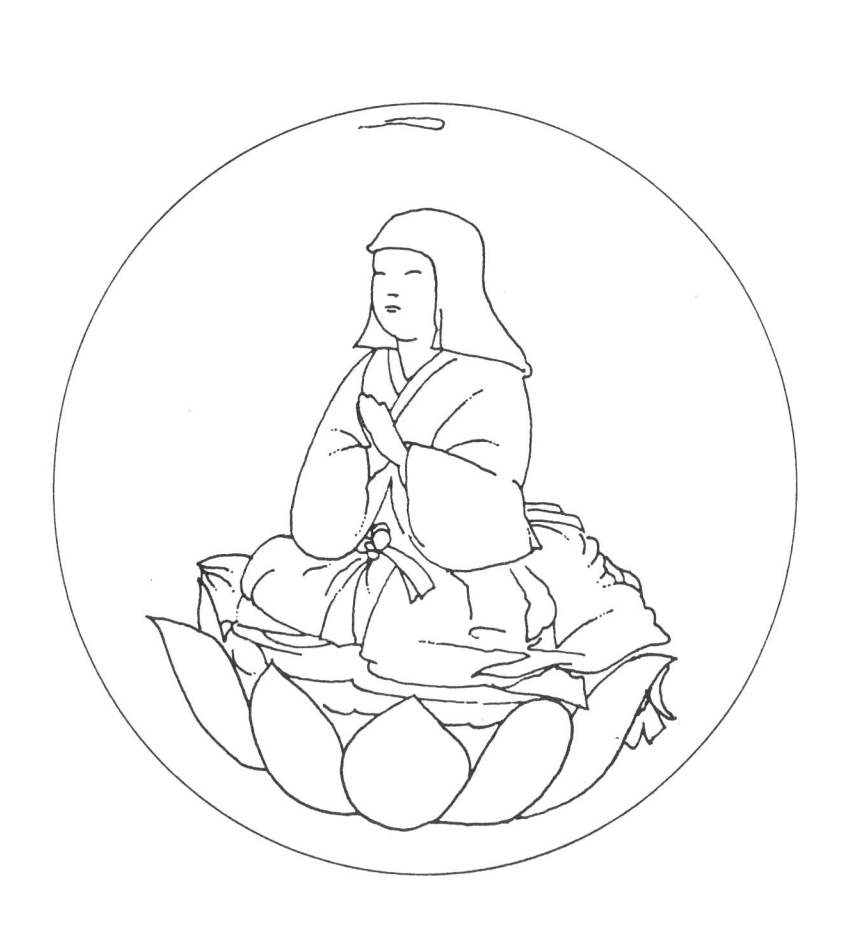

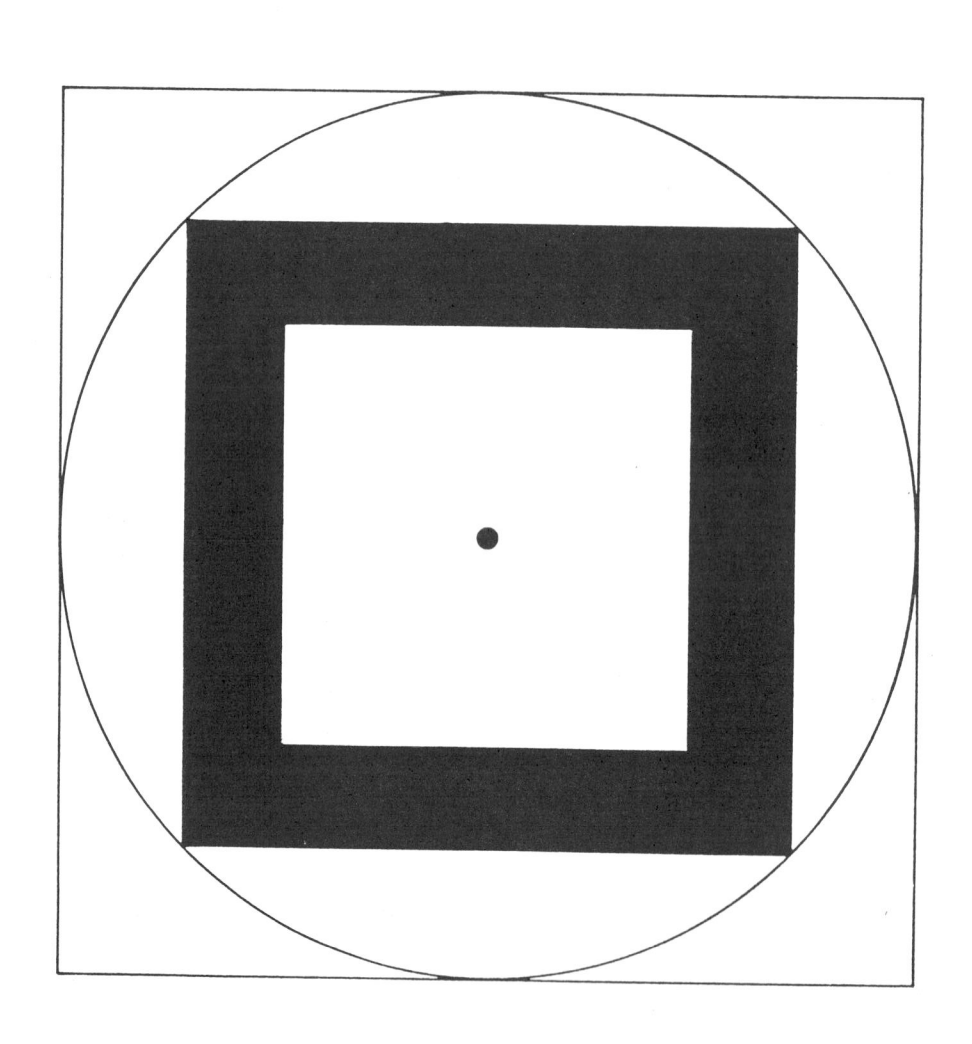

3
CONCENTRAÇÃO E VISUALIZAÇÃO

Nossa exploração pode continuar com a ajuda do poder da imaginação positiva do mental. Graças a ele, podemos conscientemente deixar de ser as vítimas dos acontecimentos e tentar tornar-nos os verdadeiros responsáveis pelas nossas opções e recusas e, por conseguinte, pela nossa liberdade.

Assim sendo, para despertar certas zonas de nosso psiquismo e de nosso corpo etérico, para poder dirigir nossas ações com a força de consciência que temos em nós, utilizaremos as meditações que fazem apelo à concentração, à visualização e à imaginação dirigida.

Para tanto, a natureza nos oferece muitas possibilidades, pois cada elemento traz em si uma qualidade que lhe é própria. Por exemplo, a velha árvore nos oferece a qualidade da estabilidade, a água dos lagos a qualidade da tranqüilidade serena, a tempestade a qualidade da decisão e da marcha para a frente, o vento a qualidade da suave penetração, o fogo a qualidade da clareza e da inteligência viva, etc.

Ela nos oferece, portanto, uma ajuda preciosa para levar-nos a interiorizar as qualidades que nos faltam e a vivê-las em seguida na nossa própria vida.

A imaginação dirigida ajuda-nos a viver situações que não chegamos a criar por motivos precisos. Por exemplo, os tímidos podem imaginar-se falando naturalmente, sem corar e sem gaguejar, fazendo uma verdadeira e minuciosa encenação da situação sonhada, e a seguir vivê-la na realidade, livres do condicionamento da timidez. Podemos utilizar também personagens que conhecemos e amamos pela qualidade que lhes emana do ser.

Imaginando-os na nossa situação, visualizando minudentemente o que eles fariam em nosso lugar, podemos recriar toda a cena na realidade.

Temos o desejo de deixar de fumar? Visualizemo-nos vivendo sem fumar, trabalhemos essa imagem até que o cigarro que temos entre os dedos caia sozinho, como cai o fruto maduro da árvore que o produz.

Uma vez conhecidas as qualidades que desejamos incorporar à soma das nossas experiências para harmonizar-nos com a nossa vida, podemos iniciar o trabalho que nos conduzirá à realização dos nossos desejos. Pois temos essa possibilidade, e para materializá-la utilizaremos "a lei da criação".

A MEDITAÇÃO DO DIA

Como no sistema dos bijas (veja à pág. 61), existe para cada dia da semana uma cor e uma qualidade que lhe são associadas.

Segunda-feira	Prata	Assimilação
Terça-feira	Vermelho	Ação
Quarta-feira	Amarelo	Inteligência
Quinta-feira	Verde-claro	Sabedoria
Sexta-feira	Violeta	Amor
Sábado	Azul-escuro	Gestação
Domingo	Cor de laranja dourada	Regeneração

A meditação que utiliza esse conceito deve ser praticada todas as manhãs, durante três semanas, a fim de que a pessoa possa sentir-lhe verdadeiramente os efeitos.

Comece reservando três minutos por seqüência, durante alguns dias. Você mesmo sentirá, a seguir, o tempo que deve ser reservado a cada uma delas de acordo com sua própria experiência.

– Faça uma saudação OM.

– Relaxe-se, deixe o mental esvaziar-se e visualize a cor do dia.

– Sinta a vibração da cor no meio de todo o corpo.

– Sinta-se igual à cor, em concordância com ela.

– Absorva a cor com todo o corpo.

– Imagine agora que a cor se espalha por toda parte, pelo aposento em que você está, pela casa, pela cidade, pelo país, pela Terra, pelo sistema solar e, enfim, por toda a galáxia.

– Imagine agora a cor voltando para você, depois de reatravessar todo o espaço, desde os confins da galáxia.

– Por remate, contemple a cor sem pensamentos nem associações. Sinta-se essa cor.

– Faça uma saudação OM para concluir.

Essa técnica nos firma numa qualidade precisa cada dia e nos ajuda, portanto, a viver com mais força e intensidade.

A MEDITAÇÃO DA EXPANSÃO E DA CONTRAÇÃO

Esta meditação é aconselhada a quantos são perturbados por uma sensação de perda de equilíbrio, que sofrem de náuseas e vômitos.

Sente-se na cama de cinco a dez minutos, todas as manhãs ou todas as noites, e visualize, fechando os olhos, o seu corpo aumentando cada vez mais. Faça-o crescer o mais possível, até que sua cabeça toque o teto do seu quarto.

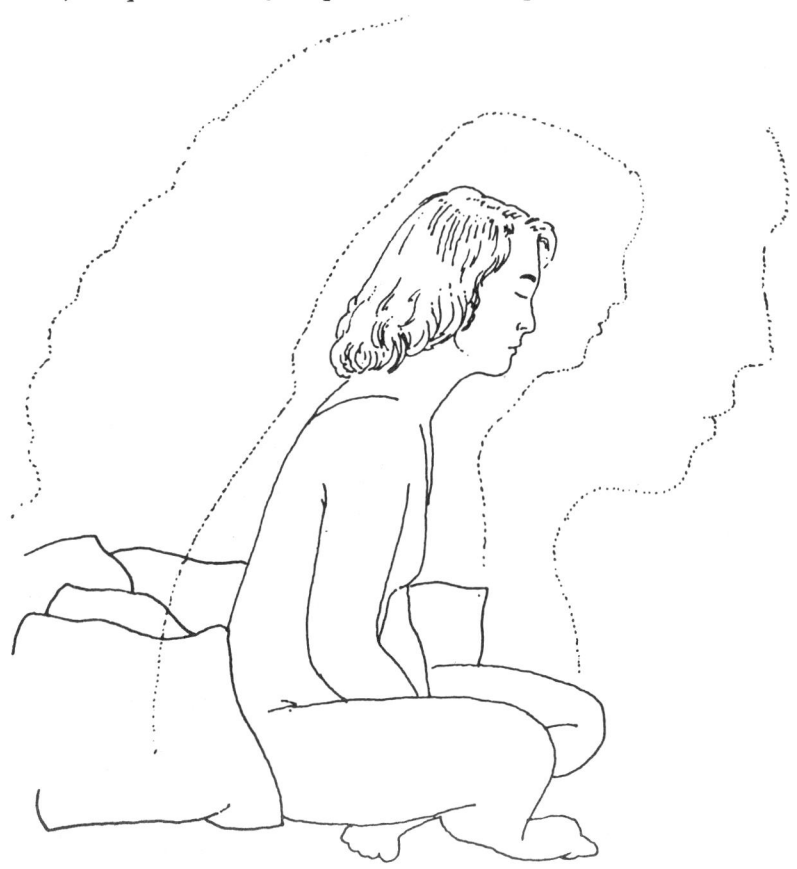

Familiarize-se com essa sensação durante dois ou três dias, e notará, então, uma impressão de apaziguamento nas mãos.

Quando estiver totalmente habituado à nova sensação, visualize o seu corpo transbordando do quarto, enchendo a casa. Quando ele se tiver tornado tão grande quanto ela, você sentirá o quarto dentro do corpo. Continue, encha os arredores da casa, e sentirá a casa dentro do corpo. Enfim, encha todo o céu, sinta o Sol, a Lua e as estrelas movimentarem-se no interior do seu corpo.

Tendo todo esse processo durado doze dias, repita-o em sentido inverso.

Sente-se e sinta que o seu corpo se encolhe, se encolhe tanto que não é mais que um átomo em sua mão, que esse átomo fica tão pequenino que acaba desaparecendo.

E nesses doze dias fique tão pequeno que nem mesmo você consiga localizar-se.

Você compreenderá que pode ser tão imenso quanto aquilo que o cerca e tão minúsculo e invisível quanto um átomo.

Trabalhe os movimentos de expansão e contração durante doze dias cada um, respeitando cada etapa. Se praticar de cinco a dez minutos por dia durante vinte e quatro dias, obterá, como resultado, uma sensação de felicidade, de alegria. Sentir-se-á à vontade, centrado e equilibrado.

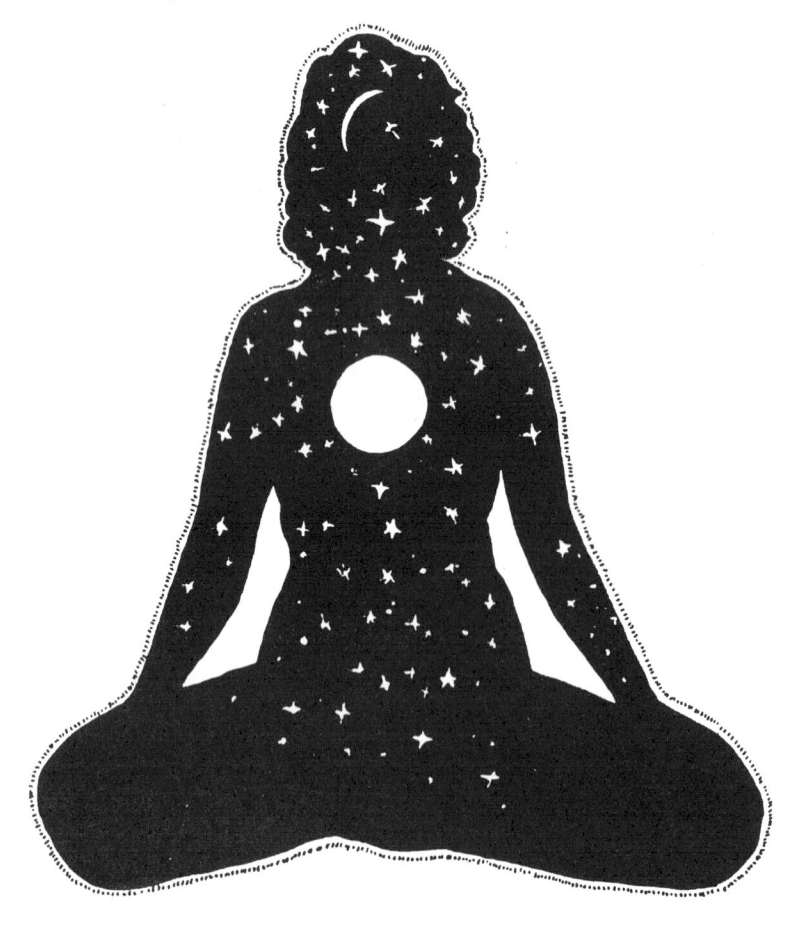

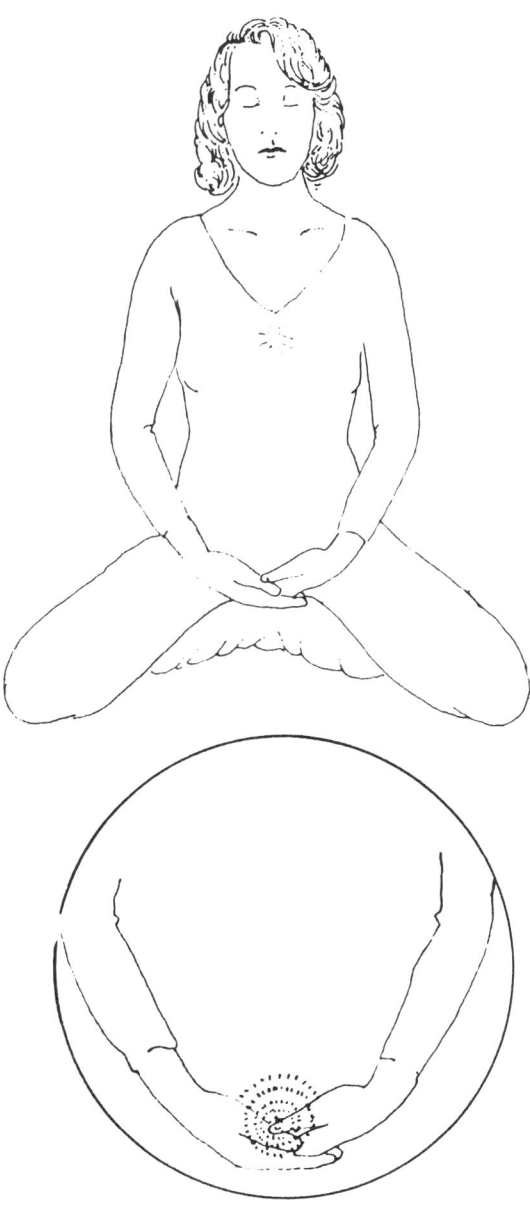

A MEDITAÇÃO SOBRE TRÊS EVOCAÇÕES

Para essa técnica você utilizará três imagens provenientes do mundo vivo, cada qual dotada de qualidades próprias. Absorvendo, interiorizando as qualidades, poderá retirar delas forças para a sua vida cotidiana.

– Sente-se na posição de lótus ou semilótus, com as costas retas e os ombros distendidos.

– Faça uma saudação OM.

– Feche os olhos e distenda-se completamente, fazendo doze respirações alfa, que contará com a mão direita, ao mesmo tempo que se concentra ligeiramente no terceiro olho.

– Em seguida, faça seis respirações alfa enquanto visualiza uma montanha majestosa, em forma de cone, a cavaleiro de uma imensa planície.

– Faça seis respirações alfa enquanto imagina que o seu corpo está ficando tão grande quanto a montanha.

– Faça seis respirações alfa, sinta que você está se tornando essa montanha.

– Faça seis respirações alfa enquanto se torna tão poderoso, tão sólido, estável e majestoso quanto a montanha.

– Faça seis respirações alfa visualizando uma árvore nobremente enraizada no meio de vasto prado. Suas raízes são profundas e seus galhos se estendem para o infinito.

– Faça seis respirações alfa enquanto se torna do tamanho da árvore.

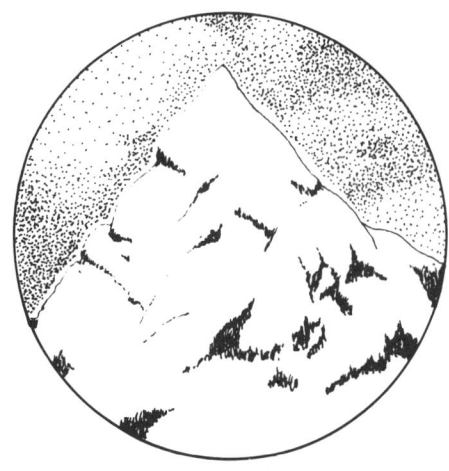
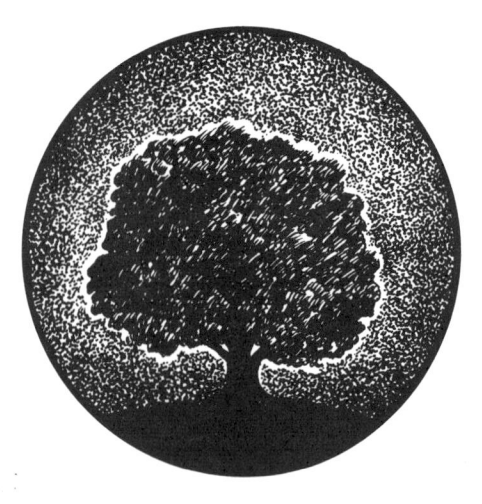

– Faça seis respirações alfa interiorizando as qualidades da árvore que faz a ligação entre a terra e o céu, sua nobreza, sua força, sua humildade.

– Faça seis respirações alfa visualizando-se a si mesmo sentado diante de um lago perfeitamente tranqüilo, sereno e profundo.

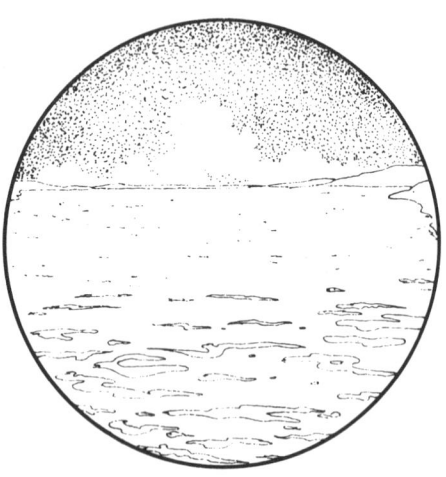

– Faça seis respirações alfa imaginando-se em estado líquido, sem forma particular, torne-se esse lago.

– Faça seis respirações alfa absorvendo as qualidades do lago: tranqüilidade serena, profundidade e inação reflexiva.

Pratique essa meditação todas as manhãs durante duas semanas, se possível em plena natureza. Depois de duas semanas, sentirá que uma das três evocações corresponde mais profundamente à sua própria natureza. Continue, portanto, durante algum tempo, com uma das três imagens, mantendo sempre por tema o mesmo lago, a mesma montanha ou a mesma árvore.

A CHAMA VERDE NO CORAÇÃO

Este método antiqüíssimo nos abre para o poder do coração psíquico. Praticado durante três meses, quinze minutos por dia, dá resultados notáveis. Com efeito, poder sentir o que se passa à nossa volta e em nós, através do coração, e não mais pelo meio indireto da análise mental, poder receber as respostas verdadeiras às nossas perguntas proporciona-nos grande paz interior, uma presença que atrairá os outros. Não se surpreenda, portanto, se, pouco a pouco, as pessoas lhe dirigirem sorrisos e lhe confessarem que se sentem bem na sua presença.

O coração psíquico situa-se no centro do peito, exatamente entre as duas aréolas. Comece tocando-o com o dedo indicador para sensibilizá-lo.

– Sente-se com as costas retas e faça uma saudação OM.

– Repita o mantra AIM doze vezes seguidas, fazendo vibrar o centro do peito. O som AI é muito curto, por isso prolongue o som M pelo maior espaço de tempo possível, com a boca fechada.

– Faça doze respirações alfa, durante as quais imaginará um ponto verde que vibra no centro do coração psíquico.

– Faça mais doze respirações alfa visualizando o ponto verde, que se transforma, aos poucos, numa chama.

– Mais doze respirações alfa, durante as quais a chama vibra ali, com suave intensidade.

– Para rematar, faça uma saudação OM.

Tente, tanto quanto possível, lembrar-se da existência dessa chama e, dia após dia, constatar-lhe-á a eficácia.

LIMPEZA DA CAIXA CRANIANA

Quando deslocamos a nossa consciência do hara (onde ela deveria situar-se) para o mental e o nosso cérebro começa a não ser mais que um órgão superexcitado, tornamo-nos incapazes de enfrentar situações que exigem grande vigilância e capacidade de ouvir, ver e sentir com precisão.

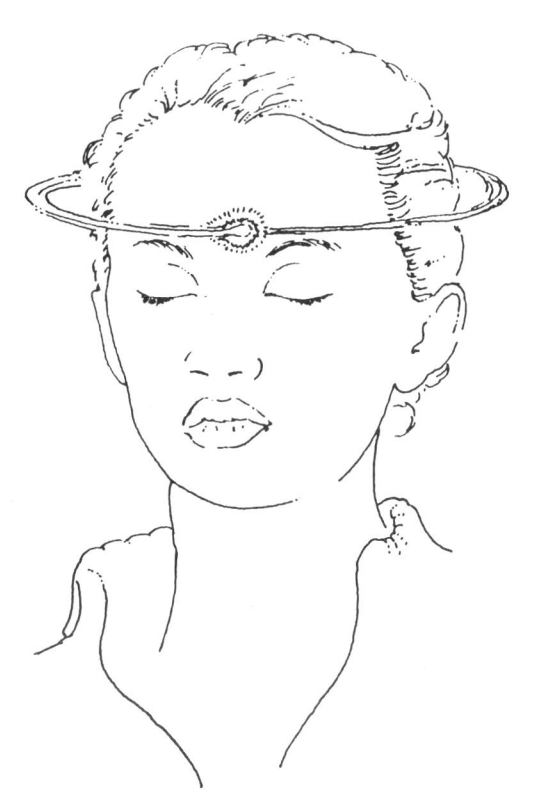

Eis aqui uma técnica que você pode empregar em caso de urgência, quando já não enxerga com clareza à sua volta e ainda precisa fazer esforços, apesar de cansado. Procure isolar-se durante dez minutos, o suficiente para "refrescar as idéias".

Feche os olhos e visualize uma bolinha dourada que vibra em seu terceiro olho. Comece a deslocá-la da esquerda para a direita, com a ajuda dos olhos, obrigando-a a descrever círculos no interior da caixa craniana, círculos que formam, assim, uma faixa dourada ao redor de todo o crânio. Decorridos dez minutos, abra os olhos, guarde a faixa na memória e retome suas atividades.

ACEITAÇÃO DA DOR

Todos nós nos inclinamos a privilegiar em nossa vida um único dos centros através dos quais apreendemos a realidade: o intelecto, o coração ou o ventre. Essa tendência depende da nossa educação, do nosso signo astrológico, da nossa constituição de base, etc. As pessoas que padecem de dores de cabeça freqüentes ou de enxaquecas estão mais centradas no intelecto e, quando se vêem sobrecarregadas de situações estressantes, vindas do exterior, sentirão a tensão no cérebro. Do mesmo modo, a pessoa mais orientada para o coração sentirá melancolia, e uma terceira pessoa, centrada no ventre, sofrerá do estômago.

A tensão é um sinal que nos convida a ver que não estamos em harmonia com o que acontece, e é o único meio de que dispõe o corpo para avisar-nos. Devemos tomá-la em consideração, sem querer pô-la de lado a qualquer custo, tentando persuadir-nos de que somos fortes, de que estamos acima de tudo isso. Afinal de contas, uma atitude assim é muito prejudicial à saúde física e psíquica.

Talvez fosse recomendável tentar descobrir a causa desses males, sejam eles a dor de cabeça, a dor no coração ou a dor de estômago.

Primeiro que tudo, seria bom passar através do mal de que você está sofrendo.

– Sente-se, feche os olhos e sinta, completa, a dor que o atormenta. Deixe-a tomá-lo totalmente, concentre-se no seu ponto central. Transforme-se você nesse ponto agudo de dor, aceite-o, diga-lhe sim emocionalmente. Depois que tiver atingido o ponto mais intenso, deixe-se levar, deixe-se envolver pelo mal, chore se lhe assomarem lágrimas aos olhos, mas aceite o sofrimento como um dom da natureza. Sem ele, você não conheceria tudo aquilo por que seu corpo está passando.

Em seguida, comece a respirar na dor, levando-lhe o ar inspirado. Imagine que lhe leva ar fresco com um sentimento de compaixão no coração. Pouco a pouco ela se dissipará, voltará ao espaço, diluir-se-á.

Se o processo não der certo, será provavelmente porque você não consegue aceitar totalmente a tensão que o habita e acha que ela não deveria existir.

Vá mais longe e pergunte a si mesmo se deseja realmente viver sem tensões, se deseja compreender o que acarreta o estresse. Se o seu não a essa situação for real, você terá todas as possibilidades de mudar de atitude.

A PROPÓSITO DA FUMAÇA

O problema dos fumantes consiste no fato de fumar em demasia sem encontrar nisso um prazer verdadeiro. Se você está nesse caso e deseja remediar a situação, sente-se no seu espaço de meditação, feche os olhos e comece a imaginar-se um não-fumante. Visualize-se sem fumar o dia inteiro, desde a manhã, quando acorda, até a noite, quando vai deitar-se.

Ponha à prova essa técnica no fim de semana, de manhã ou à noite. Terá assim mais espaço para testá-la.

Esteja consciente de que "o hábito da vontade" continuará a obsedá-lo, uma vez que o inconsciente tem maior poder que o consciente. Aconteceu-me, certa vez, dizer a um amigo: "É uma pena, mas sinto, o tempo todo, vontade de fumar!" Ele, que havia abandonado o vício, respondeu-me: "Eu também ainda sinto vontade depois de cinco anos, mas agora dou muito valor a esse desejo e sei que, se cedesse a ele, perderia alguma coisa preciosa!"

Outro meio de remediar o fato de fumar demais sem prazer é permanecer alerta desde a manhã, adiando o máximo possível o momento de fumar o primeiro cigarro. Seja afável consigo mesmo, dê valor ao desejo pelo maior espaço de tempo que puder e, quando fumar, fume devagar, saboreando realmente o ato. A seguir, durante o dia, conte com exatidão o número de cigarros que está fumando. E conte, afinal, os que realmente lhe proporcionaram prazer.

A PROPÓSITO DO DINHEIRO

O dinheiro, por si só, constitui uma energia objetiva. O que fazemos dele torna-se uma coisa pessoal e, por conseguinte, subjetiva.

As pessoas que o possuem são responsáveis pelo modo com que o gastam, economizam, investem.

Se você possui pouco dinheiro, isso quer dizer que vive por coisas que, no seu entender, são muito mais importantes que o dinheiro. Se, apesar de tudo, ambiciona ter mais dinheiro, pode trabalhar a técnica da afirmação tomando o dinheiro por tema (veja pág. 132); ou, então, experimente o exercício seguinte:

- Sente-se no seu espaço pessoal e faça uma saudação OM.
- Faça respirações alfa durante toda a sessão.
- Comece determinando o montante exato de que precisa.
- Em seguida, visualize a maneira com que poderá consegui-lo. (Será mister, evidentemente, que isso seja possível na realidade.)
- Figure, então, que tudo se passa como você o tinha imaginado, visualize-se de posse do dinheiro e sinta com todo o seu corpo o que isso lhe faz emocionalmente. Sinta o que acontece como se você o tivesse de verdade.
- Agora, imagine o que faria com essa soma. Não se afobe, pormenorize bem a cena.
- Depois que se sentir satisfeito, termine a sessão com uma saudação OM.

Em seguida, na sua vida cotidiana, continue a sentir o que imaginou que vai realmente acontecer.

A LEI DA CRIAÇÃO

Esta lei provém de um estudo da Bíblia, consoante o relato da criação do mundo em sete dias.

Primeira etapa: determinação

Quatro aspectos devem ser considerados no processo de determinação do que você deseja criar:

1) Esteja consciente ou acredite que existe alguma coisa efetivamente capaz de melhorar a sua vida.
2) Sinta que tem, realmente, vontade de concretizar o seu desejo.
3) Tome a firme resolução de fazer alguma coisa para obter efetivamente o que deseja.
4) Selecione precisamente o que quer obter como resultado final.

Segunda etapa: consolidação

Esta etapa serve para avaliar a força do desejo que motivou sua escolha por ocasião da primeira etapa. Você tem a certeza de que o resultado final desejado é exatamente o que quer ver acontecer na realidade? Tem certeza de que o seu desejo corresponde ao resultado final e que esse resultado não é apenas um meio de chegar ao que gostaria de saborear antecipadamente?

Ao longo dessa etapa, consolide a escolha do resultado esperado. Para tanto, verifique bem se concorda em 1) utilizar essa técnica a fim de obter o que quer e 2) que é correto, no seu modo de ser, receber o que deseja.

Se a resposta a uma das duas perguntas for não, será preferível não utilizar o processo enquanto todo julgamento negativo não tiver desaparecido.

Terceira etapa: concepção

Aqui você deve conceber a existência do resultado esperado visualizando-o. A cena imaginária mostrará que o que você deseja já existe. Conceba uma cena facilmente crível na qual você representa um papel preciso.

Quarta etapa: a atitude subjacente

Sua atitude profunda produz o sentimento que lhe vitaliza o processo criativo. Se a atitude for negativa, o resultado do seu esforço arrisca-se também a ser negativo, apesar das suas boas intenções. Verifique, sem julgar, se o seu desejo provém de um sentimento de medo, de angústia, de aversão ou de vingança, da vontade de manipular ou de fazer o mal. A ser esse o caso, você acabará destruindo o que construiu. Uma atitude subjacente positiva implica um sentimento de compaixão, de simpatia, de gratidão ou de alegria. Com efeito, é mais difícil desfazer com o poder criativo do que criar algo mais belo.

Não seja tampouco um São Bernardo. Paradoxalmente, isso é querer intervir na vida dos outros. Nem sequer de um modo positivo se recomenda a utilização dessa técnica em favor de outrem. Da mesma forma, se sua finalidade é impressionar alguém, você terá perdido o bonde. Esse processo, em primeiro lugar, é feito para entrar em contato com sua natureza profunda, e não para reforçar-lhe o ego.

Quinta etapa

As etapas de 1 a 4 são etapas de organização. A quinta requer a passagem ao ato. Sente-se e feche os olhos. Centre-se e relaxe-se o máximo possível, mas permanecendo inteiramente alerta. Reveja a cena que planejou na imaginação. É muito importante que você seja o ator da cena, e não a testemunha que está presente sem participar do resultado. Viva-a no presente, visto que o passado e o futuro não permitem a realização do desejo.

Represente a cena como se ela tivesse realmente acontecido. O sentimento que disso resulta torna a realização possível, pois a emoção vivida por ocasião da visualização a vitalizará.

Seja fervoroso, encontre o sentimento mais apropriado, viva a cena com todos os seus sentidos. Pormenorize-a, toque, entenda e sinta o mais possível o que está criando.

Acontece, às vezes, que certas pessoas encontram dificuldade para visualizar. Não desanime; importantes são a intenção e as idéias de base, e não uma imagem em três dimensões.

Lembre-se de que o imaginário só existe pela intenção que você lhe incute, e o que se encontra nela ficará por todo o tempo que sua intenção o exigir.

Sexta etapa: reflexo e convicção

A cena que você imaginou, com o seu conteúdo emocional, é um reflexo do seu desejo. De certa forma, a cena se reflete na sua direção.

Quando você começa a empregar essa técnica, é provável que o acontecimento desejado não se produza de pronto. Em compensação, você sentirá que alguma coisa está acontecendo no seu interior, quando energizar emocionalmente. Você obterá um sentimento de convicção, a sensação de que o resultado toma forma, e esse sentimento outra coisa não é que o resultado palpável do seu percurso emocional.

Sétima etapa: o não-esforço

É a etapa do não-esforço, do repouso na espera confiante. Mantenha o mental afastado de tudo o que você fez até o presente e deixe à existência o cuidado de concretizar o seu desejo.

É a época da gestação, a que sucede à semeadura do grão.

Depois de haver plantado um grão, não se deve mais incomodá-lo. Cumpre a ele transformar-se, fortalecer-se, pois a colheita se segue sempre às semeaduras.

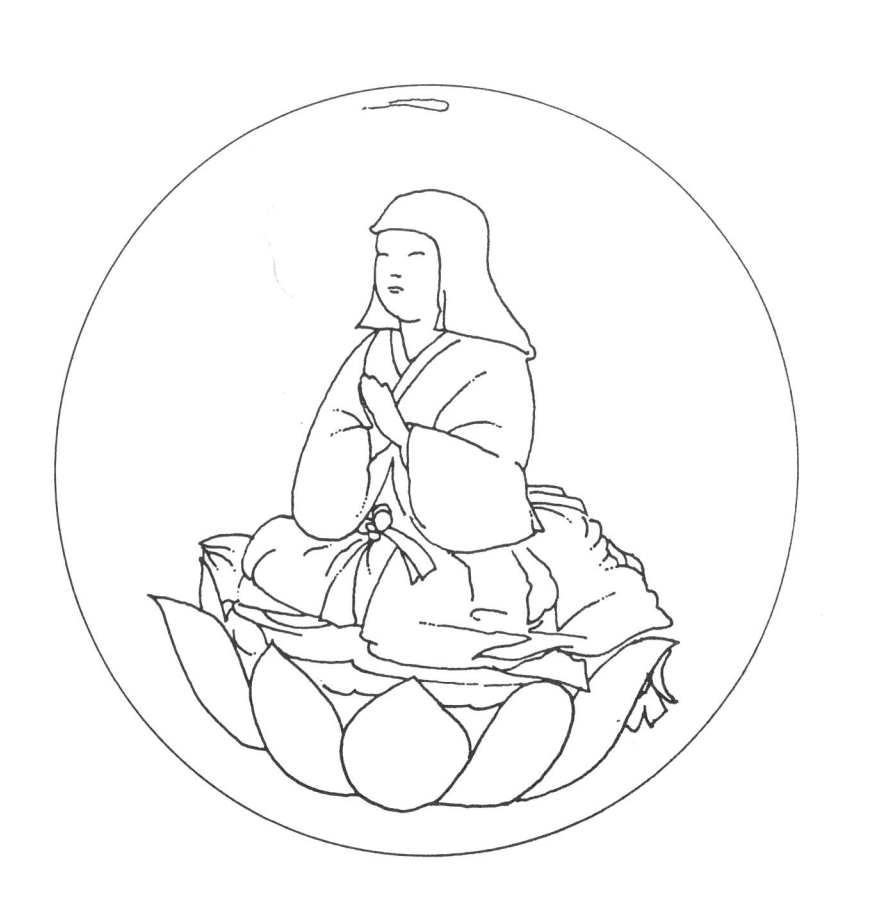

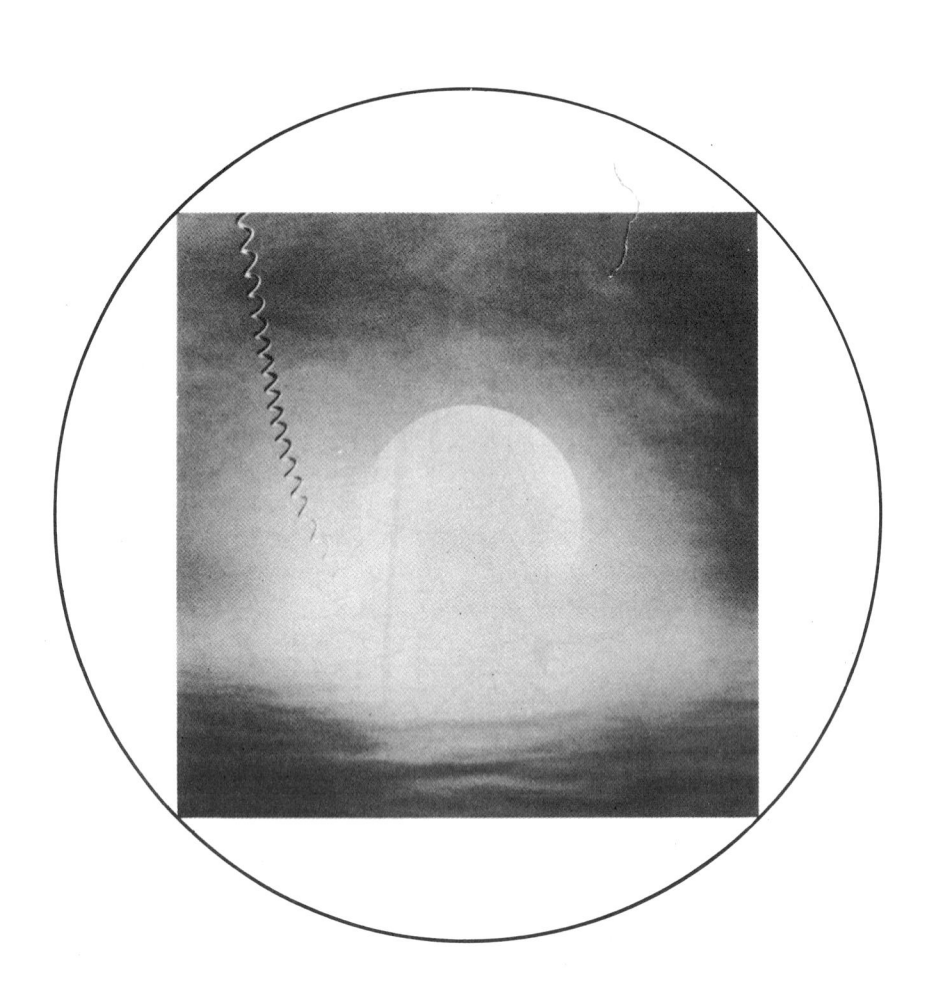

4

A ENERGIA

No seu centro mais íntimo, o homem está em contato direto com a Consciência Cósmica, o Absoluto, o Ilimitado – todas as denominações usadas no seio dos Grandes Ensinamentos têm a mesma qualidade intrínseca.

Esse centro é recoberto por vários invólucros, e cada um deles separa diferentes planos de consciência, o mais denso e o mais afastado dos quais é o do corpo.

Quando viajamos no interior do nosso ser, empenhados no descobrimento da nossa essência, devemos explorar cada uma dessas zonas, começando pela mais grosseira para chegar à mais sutil, meta de todo investigador.

A primeira tomada de consciência que fazemos é a do nosso corpo físico, que tira sua energia da alimentação. Convém, portanto, conscientizar-nos da importância da qualidade dos alimentos que lhe impomos. Para grande número de pessoas, a primeira porta transposta no caminho da Transcendência foi o interesse pelas coisas da dietética. É a primeira abertura. Tenho um corpo e, se não quiser ver-me entravado pelo seu mau funcionamento, devo alimentá-lo convenientemente, nem demais, nem de menos. Assim, ele se torna disponível para fazer-se eco de manifestações mais sutis.

Um pouco mais para dentro do corpo físico está situado o corpo de energia, onde circula o prana, energia que nos chega essencialmente pela respiração e que preside as funções biológicas vitais do homem. Em movimento constante, ela se reparte, acumula e transforma. Quando realizamos exercícios respiratórios, podemos facilmente ressaltar os lugares em que ela se estagna, provocando bloqueios, que devemos aceitar para depois levá-los em consideração, reatravessando-os conscientemente.O conhecimento da nossa própria circulação de energia nos faz tomar consciência do elo existente entre o nosso corpo físico e o nosso corpo mental.

Essa terceira zona, o corpo mental, é regida por emoções subjetivas, pela memória emocional e é responsável (pelo mesmo motivo que a qualidade da nossa alimentação) pelas enfermidades psíquicas e físicas. Sua exploração nos faz tomar consciência da memória das "boas" e "más" experiências do passado e do fato de funcionarmos sempre em relação a ela, *mesmo quando o contexto se modifica.*

Nossas alterações de humor, nossas atrações, nossas repulsões, nosso mundo interior (em oposição ao mundo tal qual é) constituem essa zona de identificação do ego, que funciona da seguinte maneira: pensamento (ou mensagem recebida) – emoção – identificação – perturbação fisiológica – reação. Aqui, nenhuma liberdade; o homem, enviscado numa cadeia de reações, torna-se um títere cujos cordões são puxados pelo mental.

Abramos um parêntese para insistir no fato de que o trabalho que se há de fazer nos níveis corporal, energético e mental é muito importante. Com efeito, sem um certo conhecimento (ou reconhecimento) dos nossos funcionamentos emocionais pessoais, dificilmente atingiremos o corpo da inteligência do coração, zona que se aproxima do nosso centro íntimo.

Quando cessamos de nos identificar com os finais felizes ou infelizes dos acontecimentos que nos balizam a existência, quando detemos a grande corrida nos horizontes dos desejos, que recuam à proporção que avançamos, entramos, como Testemunha, no mundo dos sentimentos, que, ao contrário das emoções, são um meio de conhecimento. O sentimento de um objeto, de um ser ou de um fato nos vem do coração. Sem ser acompanhado de perturbações fisiológicas, deixa-nos intactos, aceitando a realidade tal qual é e aderindo a ela sem conflito. Aqui, os pensamentos retornam ao silêncio e a verdadeira meditação principia.

Enfim, bem próximo do nosso centro se situa o nível de consciência mais sutil do mundo causal, o corpo da bem-aventurança, a plenitude da condição humana. O acesso a esse nível é privilégio de todo ser humano. Aqui, sem nenhuma impulsão pessoal para agir, atuamos respondendo à marcha do universo, ao qual aderimos sem julgamento. Podemos, então, começar a falar em liberdade.

Em seguida, alguns homens chegam ao centro íntimo do seu ser e transcendem a condição humana. São aqueles a quem chamamos "os libertados" ou "os que receberam a iluminação".

Este capítulo aprofundará, com minúcias, o corpo da energia, da vitalidade do homem e apresentará a circulação do prana no corpo, os chacras e suas qualidades específicas. Os exercícios propostos terão por finalidade abrir-nos para a nossa própria circulação de energia, conectar-nos com o nosso centro vital para aprendermos a viver contando com a nossa própria qualidade de energia e sermos capazes de determinar nossas ações a partir do interior (e não a partir de emoções de superfície). Trabalharemos igualmente sobre as transferências de energia para aliviar ou curar certos males, sobre a nossa capacidade de apreciar certas formas de energia, de trocar nossa irradiação com outros seres, e aprenderemos a gerir a energia de que dispomos, a estabelecer um equilíbrio harmonioso entre as ações de tomar e soltar. Durante a busca, às vezes, é bom evitar certas pessoas ou situações que poderiam conturbar o fino equilíbrio do coração que se abre e está vulnerável.

Nossa vida cotidiana constitui o melhor terreno para observar e sentir as pessoas, os lugares que freqüentamos todos os dias, a fim de nos darmos conta de que estamos regenerados, restaurados, ou frustrados, esvaziados pela sua freqüentação.

Se soubermos fazer a boa escolha, pouco a pouco a qualidade da nossa vida e das nossas trocas energéticas se aperfeiçoará e a nossa irradiação interior nos proporcionará satisfações cada vez mais numerosas.

OS CHACRAS

Os sete chacras constituem os pontos de energia que influem em certas partes do corpo e no psiquismo. A função de cada um deles é apresentada por meio de um quadro.

Se você desejar verificar-lhes o funcionamento numa pessoa, faça-a deitar-se de costas, pegue um pêndulo com a mão direita e coloque-o justamente acima dos pontos que devem ser controlados, sem tocar na pele da pessoa. Se o pêndulo girar no sentido dos ponteiros do relógio, isso mostra que sua energia é positiva. Quanto mais largos forem os círculos, tanto mais energia conterá o chacra.

Se o pêndulo girar em sentido contrário, ou seja, da direita para a esquerda, isso significa que sua energia é negativa. Quanto mais largos forem os círculos, tanto mais perturbado estará o funcionamento do ponto.

Verifique cada chacra, do primeiro ao sétimo; em seguida, a fim de reestimular a função dos que acusam queda de energia ou energia negativa, faça um movimento rotativo da esquerda para a direita, com a mão direita exatamente acima do ponto, durante alguns minutos, terminando por uma espiral ascendente.

Finalmente, volte ao controle por meio do pêndulo.

O PÊNDULO

O pêndulo é um instrumento que pode ser utilizado de múltiplas maneiras. Falaremos aqui da sua qualidade de médium entre o inconsciente e o consciente.

De fato, quando formulamos certas perguntas a nós mesmos, podemos utilizá-lo para responder a elas. Para isso, é preciso primeiro determinar-lhe a forma de exprimir-se quando nós mesmos o temos na mão. Ele pode dar-nos quatro tipos de respostas: "Sim", "Não", "Não sei" ou "Não quero responder".

Pegue uma correntinha de ouro, lastre-a com uma joiazinha. Em seguida, pegue-a entre o polegar e o indicador, coloque o cotovelo sobre a mesa e feche os olhos. Pense com força no "sim" e, passados alguns instantes, o pêndulo começará a girar no sentido do ponteiro do relógio ou no sentido oposto. A direção da rotação determinará o sim. (Em se tratando de outra pessoa, pode acontecer que o sim se expresse através da rotação inversa.)

Refaça a seguir a mesma coisa, pensando com força no "não". O pêndulo deverá girar em sentido contrário.

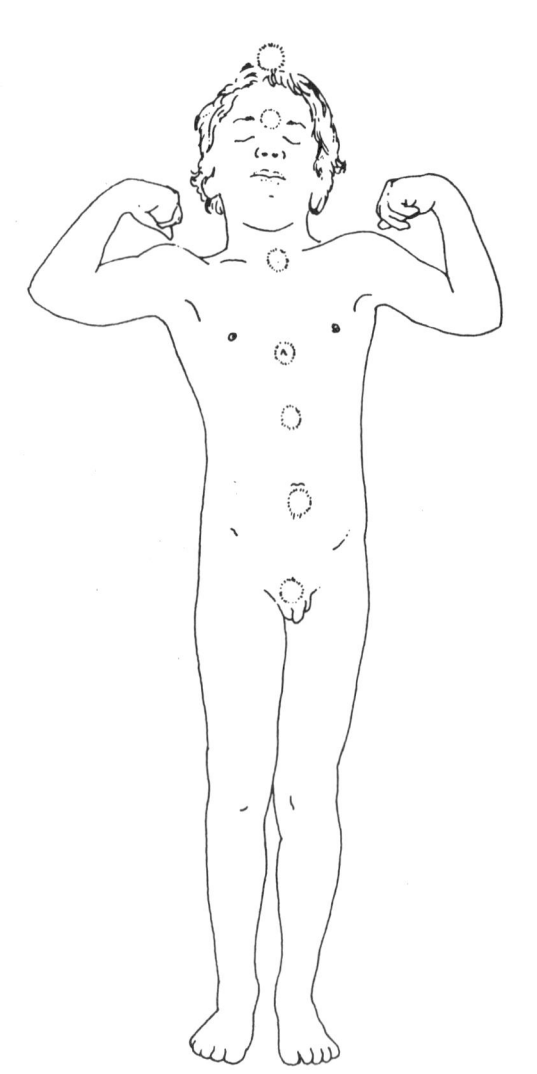

No que tange aos dois outros tipos de resposta, ele pode balançar de diante para trás, ou da esquerda para a direita.

Recomece o processo para determinar o movimento que corresponderá à resposta "Não sei". Verifique, por fim, se a resposta "Não quero responder" se expressa através do movimento contrário.

Faça agora as suas perguntas. Mantenha-se calmo e neutro interiormente, respire no ventre e feche os olhos. Torne a abri-los quando o pêndulo estiver executando um movimento bem-marcado e leia a resposta que ele lhe der.

Num outro domínio, o pêndulo determina a qualidade e a quantidade de energia situada num ponto dado. Essa aplicação será demonstrada a seguir, na parte consagrada aos chacras.

OS CHACRAS	PARTES DO CORPO	MANIFESTAÇÕES EM CASO DE DISFUNÇÃO
Primeiro chacra Fonte de energia vital	Cóccix, ânus, órgãos genitais	Falta de energia sexual
Segundo chacra Poder de ação	Sacro, intestinos, cólon	Falta de ações práticas
Terceiro chacra Centro em que se juntam as energias terrestres e cósmicas	Plexo solar	Ansiedade, nervosismo
Quarto chacra Centro do coração	Coração, seios, pulmões	Falta de aceitação
Quinto chacra Centro da expressão	Garganta, pescoço, glândula tireóide, maxilares, boca	Falta de comunicação
Sexto chacra Centro da clarividência	Glândula pineal	Não sentir a energia interior
Sétimo chacra Centro da introvisão ou do *satori*, ou da percepção imediata essencial da realidade, sem passar pelas palavras nem pela sensorialidade	Meio da calota craniana	Sentir-se separado da existência

POSIÇÃO E MOVIMENTOS PARA O HARA

Essa posição estática de tensão e os movimentos associados servem para a pessoa centrar-se e fazer circular a energia vital proveniente do ventre.

De pé, com as pernas afastadas (na mesma largura dos quadris), os pés ligeiramente voltados para dentro, dobre os joelhos e recolha as nádegas. Incline-se para trás, de modo que as coxas, as costas e a cabeça sigam a mesma linha. Olhe para cima. Os ombros ficam distendidos. Afaste os cotovelos um do outro até o nível do coração, deixando pender as mãos, cujos respectivos dorsos se defrontam diante do coração.

Mantenha agora essa posição. Inspire pelo nariz, expire pela boca. A respiração faz-se pelo ventre.

Comece mantendo essa posição por três minutos. Depois, à medida que passarem os dias, procure mantê-la por um espaço de tempo cada vez maior, até chegar a dez minutos, no máximo.

Para voltar à posição vertical mova o corpo MUITO LENTAMENTE. Quando se vir ereto sobre os pés, incline-se, sempre muito devagar, para a frente, com os braços pendendo na direção do solo.

Continue inclinado por alguns instantes, depois volte outra vez à posição vertical.

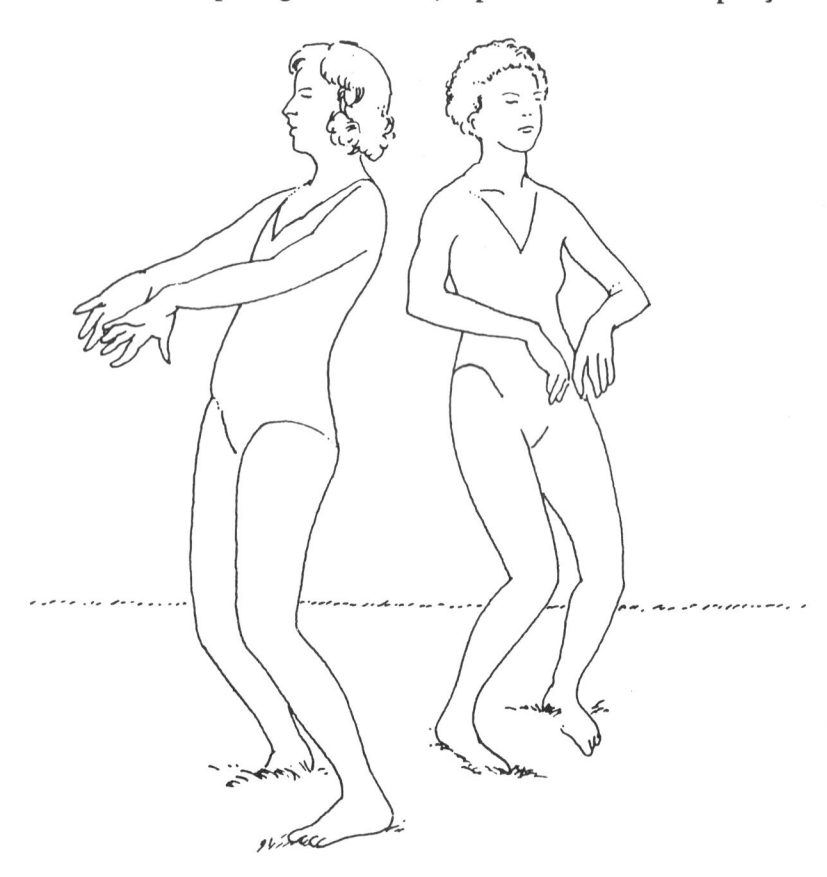

O WOOSOO

Durante o sono, a energia vital se concentra nos órgãos para permitir o relaxamento da superfície do corpo e dos músculos.

Quando é praticado logo após o despertar, o *Woosoo* traz um fluxo de energia à superfície do corpo. Esse processo de mudança rápida ativa todas as funções orgânicas.

O *Woosoo* é feito na cama, logo depois de acordar. Na véspera, você terá tido o cuidado de preparar uma tigela com água fresca e uma esponja que terá colocado ao pé da cama. Assim que acordar, molhe e esprema a esponja e passe-a por todo o corpo. Deixe-se ficar debaixo das cobertas e umedeça o corpo seguindo esta ordem:

A planta do pé esquerdo;
o dorso do pé esquerdo;
o joelho, a perna.

A planta do pé direito;
o dorso do pé direito;
o joelho, a perna.

As costas;
as partes genitais;
o peito.
a mão esquerda, o cotovelo, o braço, a axila;
a mão direita, o cotovelo, o braço, a axila.

A nuca, o pescoço.

Depois que tiver terminado, cubra-se bem, continue deitado de costas, com os braços ao longo do corpo, as palmas das mãos viradas para o colchão.

Fique nessa posição de cinco a dez minutos, debaixo das cobertas, e sinta o que acontece.

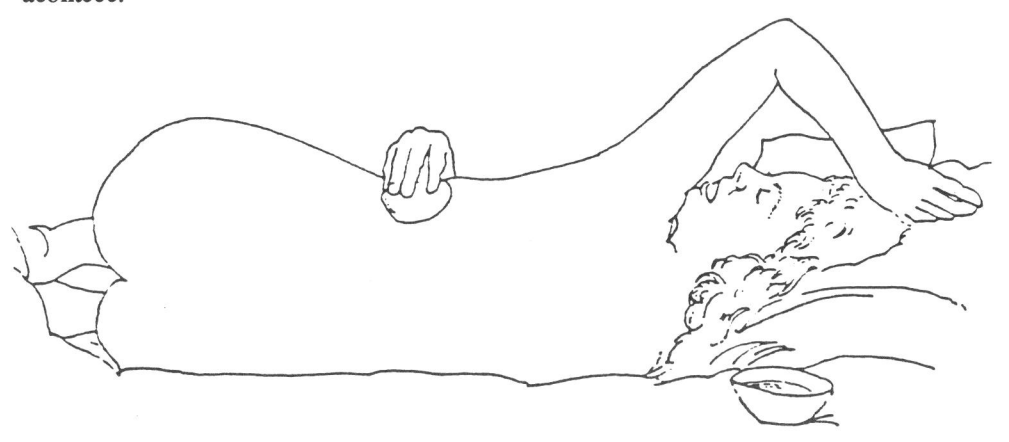

A MEDITAÇÃO SOBRE A ENERGIA DO UNIVERSO

Aqui se apresenta uma meditação sobre a energia do universo, uma das mais agradáveis proposta por Oscar Ichazo no âmbito da sua formação.

Para sua execução, você precisará reproduzir a figura aqui apresentada, que constitui um conceito divino.

Ela representa um quadrado com um ponto no centro. Suas proporções devem ser respeitadas; em compensação, você pode escolher o tamanho.

O desenho chama-se *yantra*, e o ponto negro do centro simboliza a sua consciência.

— Coloque o *yantra* no seu espaço pessoal e sente-se.

— Respire no ventre, pelo nariz, durante meia hora, fixando o ponto central. Procure não piscar os olhos.

— Praticada durante cinco dias consecutivos, a experiência que você fará é indefinível e será unicamente sua.

A seguir, se quiser continuar utilizando essa técnica, poderá colorir o *yantra* ou colocar um ponto negro no centro de uma fotografia, de um desenho, de uma pintura ou de um *poster* que lhe agrade particularmente.

Você poderá também colocar um ponto imaginário no centro de uma paisagem que admira, no centro de cada cena que contempla.

Não procure nenhuma finalidade precisa na utilização dessa técnica, visto que só deve existir o desejo de fazer a experiência da energia contida na sua consciência.

O TRESPASSO

Diz-se que os olhos são as portas da alma. Eis aqui uma técnica, o *trespasso*, que o ensinará a utilizar essas portas a fim de entrar em contato com o outro e partilhar a sua energia essencial.

— Escolha uma pessoa de que gosta muito e com a qual não está em contradição.

— Sentem-se defronte um do outro e façam uma saudação OM, que dedicarão à essência que habita os dois.

– Fechem os olhos. Juntos, repitam nove vezes o mantra OM, fazendo-o vibrar no mais profundo do ventre. Ele será bem executado se cada qual ouvir a voz do parceiro.

– Com os olhos sempre fechados, repitam interiormente KLEEM nove vezes. O sentido de KLEEM, nesse caso, é o de reconhecer que o amor (a aceitação do outro) é a corrente que passa através de toda a humanidade. E o outro representa a humanidade inteira.

– Em seguida, tornem a abrir os olhos, enquanto continuam a repetir KLEEM interiormente, sem parar e fixem o olho esquerdo do parceiro, o olho da receptividade (que se encontra à direita de cada um). Evitem quanto possível piscar os olhos, até que um campo de energia se instale entre ambos. Façam a meditação durante cinco a quinze minutos.

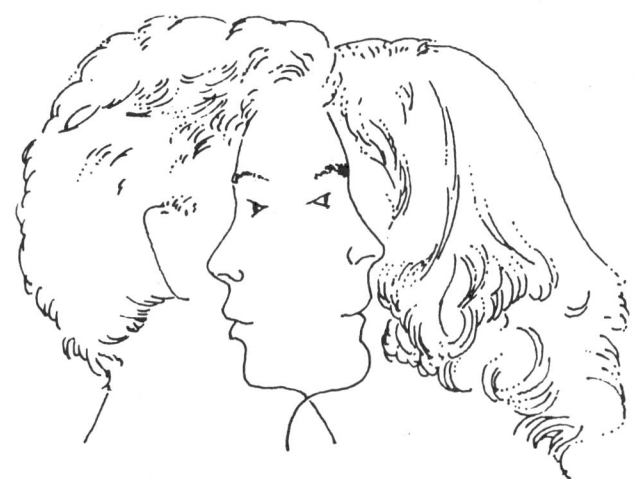

– No fim, façam uma saudação OM.

– Se se sentirem transportados pela energia que circula entre ambos, não a expressem verbalmente; e se sentirem subir um frouxo de riso ou um fluxo de lágrimas, deixem-nos exteriorizar-se.

O OVO DE PROTEÇÃO

Essa meditação dirige-se em particular às pessoas que se sentem interiormente frágeis ou que são tomadas de um medo psíquico por ocasião de encontros que se verificam no mundo das relações exteriores. Graças a essa técnica, elas podem criar um campo protetor contra as vibrações negativas de certas pessoas ou contra um ambiente difícil de suportar.

Pratique-a de manhã, durante três semanas, reforçando o ovo de proteção ao longo do dia.

– De pé, sinta que seus pés estão bem arraigados no solo.

– Respire pelo nariz diretamente no ventre, abaulando-o na inspiração e achatando-o na expiração.

– Repita doze vezes o mantra RAM, fazendo-o ressoar no hara (veja a pág. 33).

– Agora, imagine um fio dourado saindo do hara, subindo pelo centro do corpo e tornando a sair exatamente pelo topo do crânio.

– Visualize esse fio, que ressai ligeiramente da cabeça e depois começa a enrolar-se em espiral, pela esquerda, à sua volta, formando um ovo ao redor do seu corpo.

– Depois que o fio atingir a parte inferior dos pés e o corpo estiver completamente envolvido, imagine-o tornando a subir por entre as pernas, passando pelo ponto situado entre o ânus e os órgãos genitais, retornando ao hara e voltando, desse modo, ao ponto de partida.

– Enrole o fio de modo que fique bem apertado ao redor do corpo.

– Depois que ele estiver colocado no lugar, passeie pelo quarto durante cinco minutos a fim de perceber-lhe bem a presença e sentir que a sua sensibilidade vibra na periferia do ovo assim formado.

Agora você está totalmente preservado e nada mais pode passar através das suas malhas.

Lembre-se a cada instante da presença do ovo e assim travará conhecimento com um corpo magnético diferente.

Ao cabo de certo tempo você se reforçará o bastante para não ter mais necessidade desse truque quando quiser sentir-se em segurança.

TORNAR-SE AMIGO DE UMA ÁRVORE

Escolha uma árvore, que pode ser uma árvore situada no caminho do seu trabalho, ou que cresceu no seu jardim, ou com a qual você se encontra durante o seu passeio favorito. Aproxime-se dela, fale-lhe, toque-a, abrace-a, sente-se ao seu lado, faça-a sentir que você é bom e não lhe quer mal. Pouco a pouco, crescerá uma amizade entre ambos e você começará a sentir que, quando se aproxima dela, sua qualidade muda imediatamente. Sentirá uma grande energia circular-lhe na casca. Toque-a, e a perceberá tão feliz quanto uma criança ou um amigo. Se você estiver triste, ela fará desaparecer sua tristeza; se ela estiver triste e você feliz, poderá torná-la feliz também.

Trata-se de uma comunhão que você descobrirá, e, por isso mesmo, do sentimento de que toda a criação é interdependente.

Escolha uma estrela, por exemplo. Todas as vezes que a noite estiver clara, estenda-se no chão e olhe para o firmamento. Se uma estrela o atrai particularmente, concentre-se nela. Imagine-se um lagozinho em que ela se reflete. A estrela, o reflexo dela em você.

Encontre aquela cuja vibração se assemelha à sua, trave conhecimento com ela e pouco a pouco lhe bastará fechar os olhos para vê-la aparecer. E quando a sentir verdadeiramente dentro de você, encontre um lugar para ela debaixo do umbigo. Coloque-a nesse lugar, e logo ela estará brilhando constantemente – a luz dela será a sua luz interior. Esse sentimento de interdependência proporciona grande alegria.

JOGGING E MEDITAÇÃO

Já se disse muita coisa sobre o segundo fôlego do fundista. É um estado que se produz após o primeiro esforço, quando o corpo continua o seu movimento, sem trabalho para o corredor, que passa a ser testemunha da corrida. O *jogging* é um esporte magnífico. Põe toda a máquina biológica em movimento, oxigenando o sangue, dando trabalho aos músculos, queimando as toxinas armazenadas no corpo. Relaxam-se as tensões e libera-se o espírito. Simplesmente, em lugar de tentar fazer várias coisas ao mesmo tempo, o que cria o fenômeno do estresse, o corredor só está presente aqui para uma coisa: correr.

Fazer *jogging*, só ou em grupo, é saudável e natural, pois a corrida devolve o equilíbrio ao organismo. Sua prática nos torna conscientes do modo com que abusamos do corpo, intoxicando-o com o excesso de alimentos ou de ambição, para depois passar por crises frenéticas de desintoxicação, o que, afinal de contas, cansa o organismo.

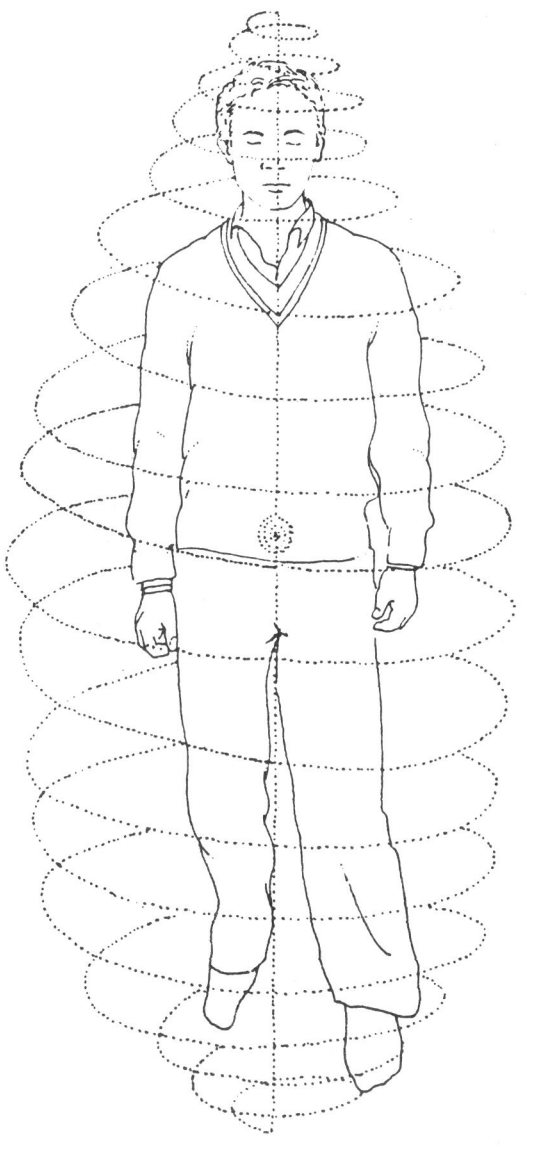

Quem medita está sempre alerta e presta muita atenção para não cair nesse círculo vicioso. Quando corre, corre pelo prazer puro de correr, e não para compensar abusos. Simplesmente, para *ser*.

Um amigo falou-me, um dia, da qualidade meditativa que existe no *jogging*. Era um esportista que adorava participar de competições e buscava sempre aprimorar-se. Fazia cinco anos que praticava essa disciplina, e seu maior prazer era correr em grupo. Gostava de sentir a energia que circulava entre todos os corredores. Um dia, compreendeu que, de fato, todos os seus amigos e ele mesmo faziam parte da espécie de gente que se agita todo o dia, da manhã à noite, ocupando ainda as noites com todo tipo de atividades. Nesse dia, sentiu que tudo o que fazia, trabalhar, distrair-se, correr, não passava, de fato, de pura agitação.

Então ele se moderou e passou a ligar-se apenas ao prazer de estar correndo. Agora continua a participar de maratonas, mas, para consternação dos amigos, orgulha-se de constatar que está correndo menos depressa, cada vez menos depressa!

Por outro lado, tornou-se menos competitivo no trabalho, executando-o com lucidez e prazer.

A OFERTA DA REFEIÇÃO

Eis uma meditação que nos torna a sensibilizar para a alimentação, para o que oferecemos ao corpo à guisa de combustível.

Podemos averiguar que o interesse pela dietética aumenta com o passar dos

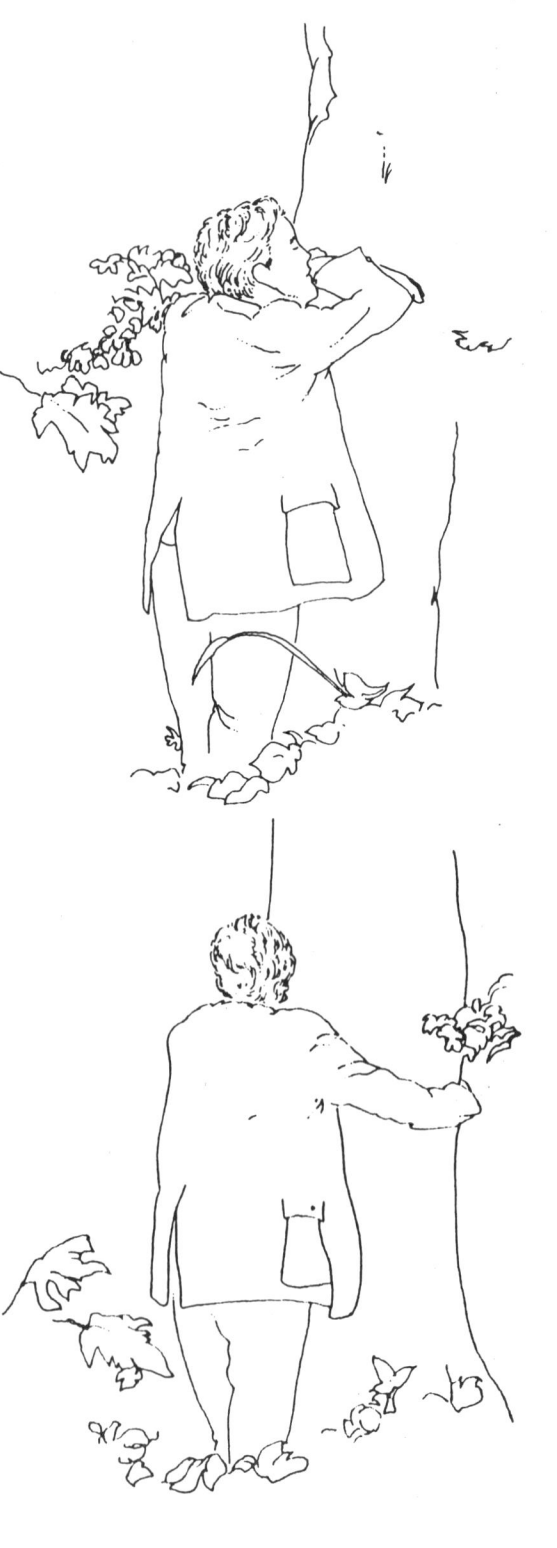

anos e que nos tornamos cada vez mais conscientes da qualidade da energia contida nos alimentos. Podemos até verificar que certas pessoas encontram nisso verdadeiro prazer, provocando assim uma mudança positiva. Com efeito, o fenômeno já não é acompanhado apenas de um sentimento de dever, sentimento que, segundo o nosso condicionamento, exclui o prazer, pois o que é bom para o corpo não deveria ser divertido.

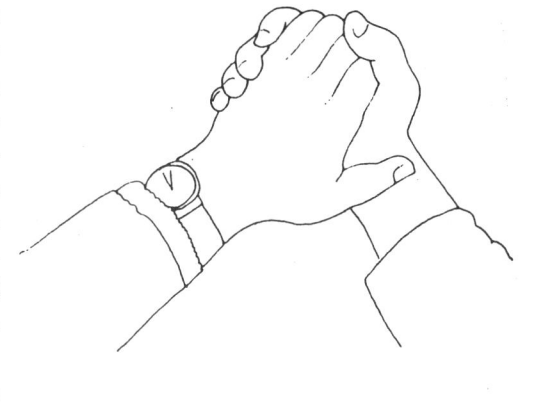

Essa meditação respeita não só o conteúdo energético da alimentação mas também a sensualidade que ela pode desprender. Sensibiliza-nos para o que o nosso corpo deseja realmente e para o que deseja o nosso psiquismo estressado.

Assim não ficamos frustrados, pois respeitamos a exigência do corpo físico e a do corpo psíquico.

Se praticarmos essa técnica durante duas semanas pelo menos, estabelecer-se-á um equilíbrio entre o corpo, o psiquismo e as emoções.

Quando a refeição está diante de você, antes de começar a comer, coloque suavemente a mão esquerda na direita. (Se estiver num restaurante, faça-o debaixo da mesa se o gesto o constrange ou, se não se sentir à vontade e entender que a meditação é sua aventura íntima, faça-a quando estiver a sós.)

Olhe para a comida e repita o bija do dia (veja a pág. 62) para cada qualidade que ela apresentar: a cor, a forma, o cheiro, o calor.

Olhe para as pessoas, para o prato, para as suas mãos, para a mesa, para tudo o que o cerca. E ponha-se a comer com o sentimento de ser totalmente comum.

Ofereça sua refeição à força que a todos anima. Dessa maneira poderá saborear a comida com sensualidade e prazer, e só comerá o que lhe parecer apropriado nesse instante.

Você logo escolherá seus alimentos considerando o corpo como um conjunto de manifestações, sem passar de um extremo – comer qualquer coisa – ao outro – austeridade sem prazer.

A MEDITAÇÃO A-O COM MOVIMENTO DO REMADOR

Essa meditação ativa desperta o lugar em que nossa energia vital está armazenada e cria uma circulação de calor e uma sensação de vigor.

– Sente-se na posição de semilótus ou ajoelhe-se com uma almofada entre as pernas, de modo que a região do ventre possa mover-se com facilidade.

– Respire no ventre, que deve estar distendido durante todo o tempo da meditação, tanto na inspiração quanto na expiração.

– Coloque os punhos fechados sobre galhos imaginários, à altura dos ombros, e inspire.

– Expire fazendo o som A, inclinando-se firmemente para a frente e estendendo os braços, como no movimento do remador.

– Inspire cantando o som O, inclinando-se para trás e trazendo de volta os punhos para os ombros.

– Faça três séries de doze movimentos, com uma pequena pausa entre cada série. Conserve certa tensão nas mãos e imagine-se remando sobre um mar agitado na tentativa de voltar à terra.

Essa técnica esvazia o espírito e provoca uma onda de calor no corpo. Ela lhe devolve a vivacidade.

Podemos utilizá-la se nos sentirmos faltos de energia, tanto física quanto psíquica. É muito eficaz antes de uma massagem.

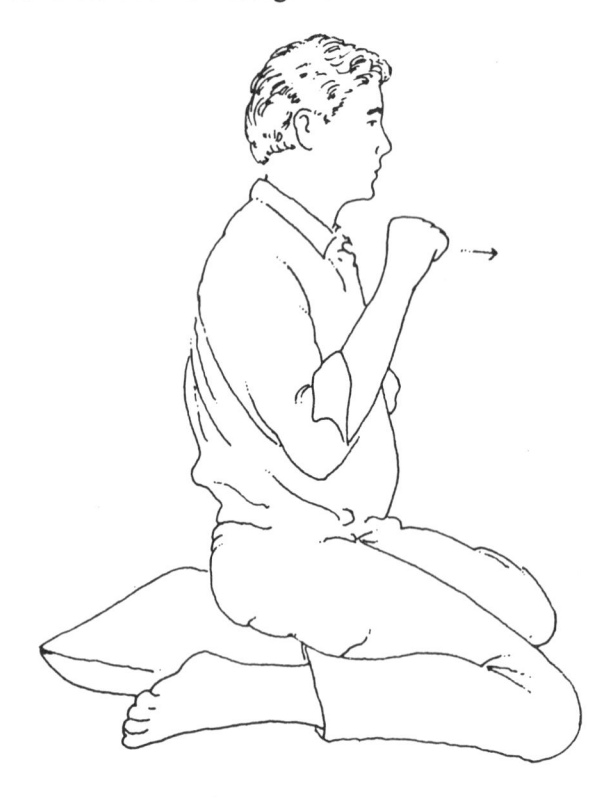

1

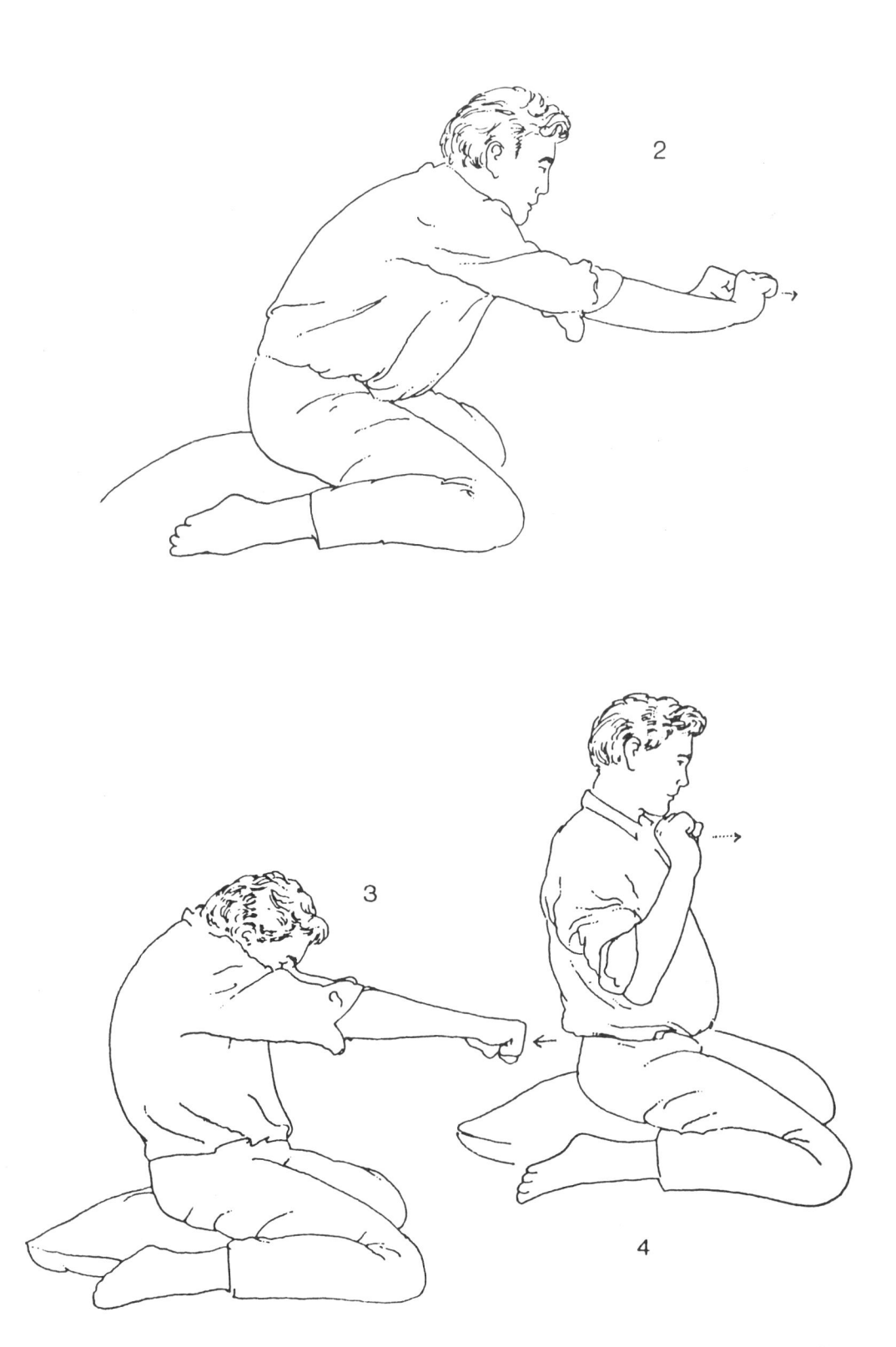

O MOVIMENTO PÉLVICO NO TANTRISMO

A energia sexual da criança circula naturalmente através de todo o seu corpo, do primeiro ao último chacra, enchendo-o de vitalidade.

Infelizmente, quando crescemos, somos logo condicionados a cortar essa subida natural da energia sexual, provocando-lhe a estagnação e a concentração nos órgãos sexuais, o que faz de nós indivíduos divididos, separados de uma parte de nós mesmos.

A técnica aqui apresentada nos leva a redescobrir o movimento pélvico que tínhamos espontaneamente no ventre de nossa mãe, movimento que provoca a subida de energia sexual até o chacra situado no cérebro.

Pratique esse movimento todas as noites, antes de deitar-se, durante quinze minutos. Em duas semanas você poderá adquiri-lo e, se o executar corretamente, ele lhe dará uma sensação de ligeireza e de euforia, aprimorando assim a qualidade das suas relações sexuais e do seu sono.

– Sente-se numa cadeira ou numa almofada na posição de lótus ou semilótus (a posição ajoelhada, se você estiver sentado bem alto, também é excelente). Instale-se confortavelmente e feche os olhos.

– Respire pela boca relaxando os maxilares.

– Durante os primeiros movimentos, coloque o dedo no ponto situado logo atrás do pescoço e, com a outra mão, toque a base da coluna vertebral (cóccix).

– Comece assim:

– Durante a inspiração, encha por inteiro o estômago e deixe a cabeça inclinar-se ligeiramente para trás.

– Durante a expiração, encolha o ventre e deixe a cabeça voltar para a frente.

– Na inspiração, o ânus se abre e, na expiração, se fecha, forçando assim a energia a refluir para o alto do corpo.

– Pratique bem devagar no começo, a fim de sentir sutilmente cada componente do movimento.

– Para melhor sentir o movimento, visualize uma alga plantada no fundo da água mexendo-se ao ritmo da corrente; esta representa a energia sexual e o lugar onde a alga deita raízes figura o ponto situado entre o ânus e as partes genitais.

– Depois que tiver assimilado bem o movimento (arquear-se para trás durante a inspiração e arquear-se para a frente durante a expiração), você começará a sentir a energia subir, fazendo vibrar-lhe as costas e provocando às vezes pequenos trancos involuntários. Deixe-se levar por essa subida da energia, e depois que ela diminuir reinicie o movimento. Assim que se sentir pleno, permaneça reto, feche a boca, concentre-se no terceiro olho e relaxe-se.

Você pode também estender-se – ou, se sentir uma impulsão que o instigue a levantar-se imediatamente e a entrar em ação, faça-o.

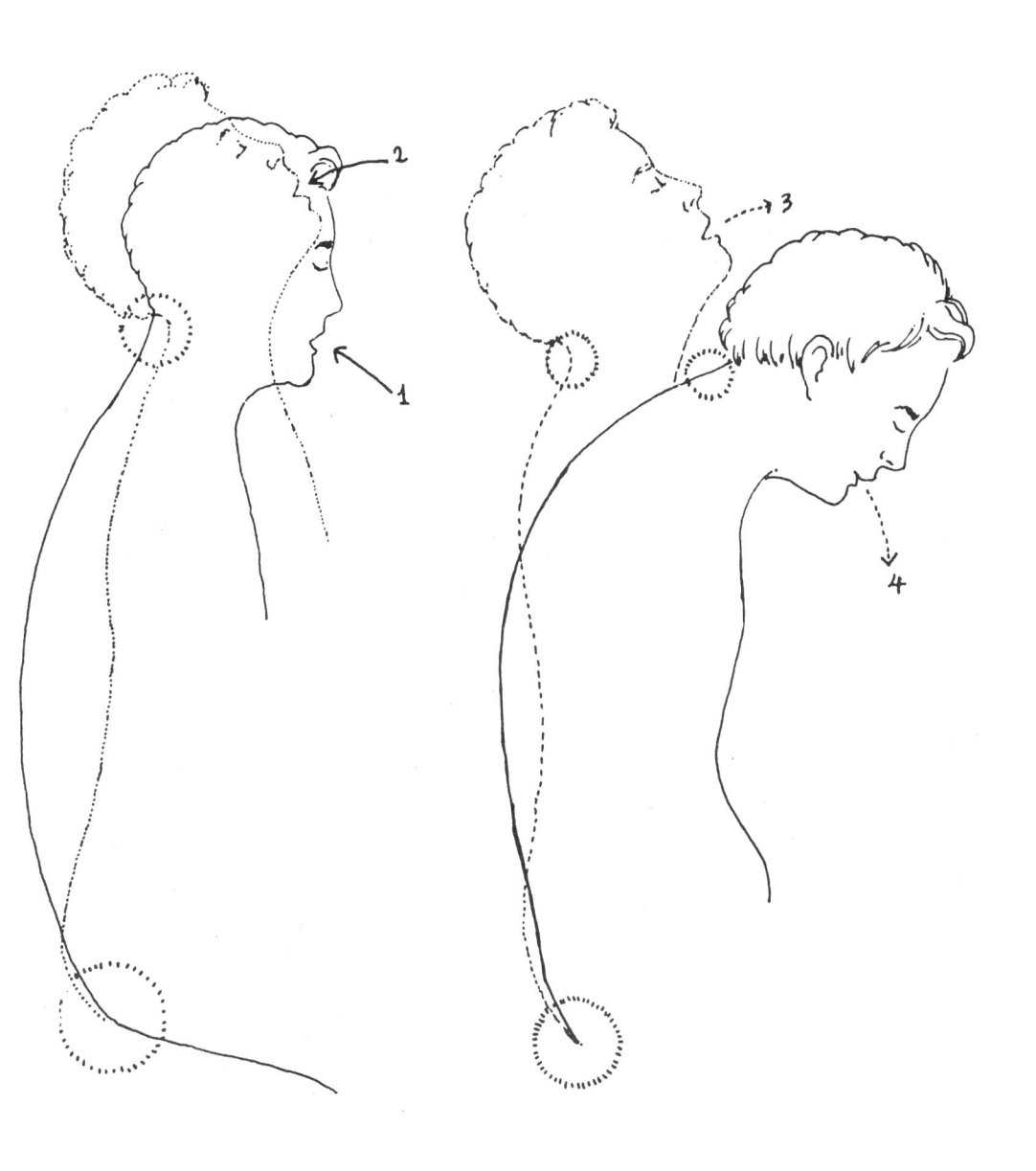

O ROSTO ORIGINAL

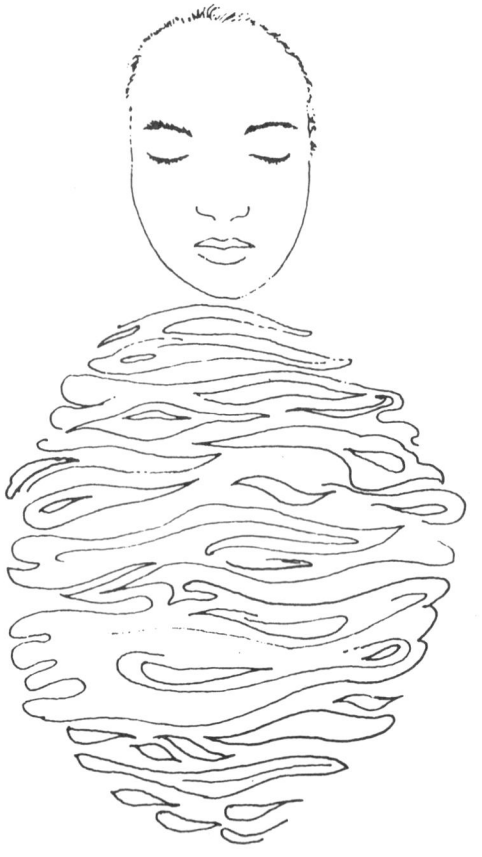

Para essa meditação, feche as portas do quarto ou isole-se no seu canto de meditação. Coloque um espelho à sua frente, acenda uma vela, que terá tomado o cuidado de colocar ao lado do espelho, de modo que a chama não se reflita nele. Somente o seu rosto deve ficar visível.

Escureça o ambiente, sente-se e comece a fixar a vista nos olhos. Tente fazer a experiência durante quarenta minutos sem piscar os olhos. No princípio é difícil, mas depois de alguns dias deverá consegui-lo.

Se lhe assomarem lágrimas aos olhos, deixe-as vir e continue incansavelmente a fixar seu próprio olhar sem mudar o ponto de concentração.

Volvidos alguns dias, você tomará consciência de um estranho fenômeno. Seu rosto começará a assumir formas novas, novos rostos aparecerão, diferentes do seu. Na verdade, todas essas máscaras lhe pertencem, e não raro acontece ser uma delas a imagem de uma encarnação precedente. É o subconsciente que começa a explodir.

Após uma semana de exercício, seu rosto se tornará móvel, como uma sucessão de imagens num filme. Três semanas depois você já não se lembrará do seu rosto verdadeiro, e de repente, num dado momento, não verá mais nada. O espelho estará vazio. Você fixará o vazio. Todas as máscaras terão desaparecido. Feche, então, os olhos e encontre o novo espaço que se oferece ao seu olhar interior.

A RESPIRAÇÃO A DOIS E O OLHAR INTERIOR NO JOGO SEXUAL

O ato sexual é a criação de um campo magnético a partir da energia vital de dois corpos. Não há aqui nenhum julgamento moral; trata-se simplesmente de um fato. O amor, ou a afinidade que existe entre dois corações durante o ato sexual, torna mais poderosa a corrente energética. Nada obstante, o fato é que essa corrente de energia parte dos órgãos genitais, sobe, através do ventre, ao coração, dirige-se para o cérebro e, no momento em que o penetra, o corpo mental é submergido por esse afluxo, que provoca uma fusão entre os dois lados do cérebro, bloqueando assim a faculdade mental de controlar a situação.

É nesse momento que podemos partir para o todo, para o nosso cosmo interior, cheio de energia, livres de referências pessoais, de identidade social.

Há uma razão pela qual o homem pode desejar fazer amor num momento qualquer do dia ou da noite, ao contrário dos animais, programados para que esse desejo só apareça em determinados períodos do ano.

Com efeito, o ato sexual constitui uma porta que o homem pode cruzar para saborear a totalidade do universo a todo momento. Conscientes desse fenômeno, os discípulos do Tantra utilizam-no para fundir-se no todo.

Entre as mil técnicas que preconizam, duas são apresentadas aqui. A primeira utiliza a respiração para unir-se à outra, para favorecer o aparecimento de um campo magnético entre dois corpos de energia. A segunda utiliza a concentração no terceiro olho durante o ato sexual e, sobretudo, durante o orgasmo.

O terceiro olho é, de fato, um buraco negro pelo qual podemos entrar no nosso cosmo interior. A pessoa que se concentra não estorva o processo natural, pois concentrar-se é pôr-se em posição de escuta, de receptividade a alguma coisa que existe no seio da natureza. Em todas as situações da vida, essa forma de escuta receptiva nos enriquece e enriquece todo ser que se sente fora desse formidável movimento energético.

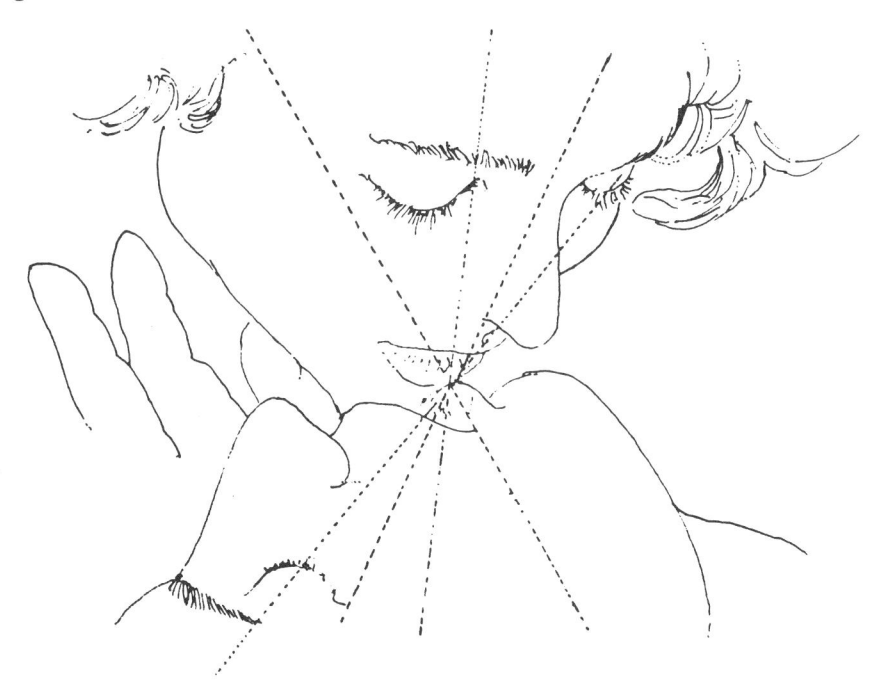

A RESPIRAÇÃO A DOIS

Quando você se encontrar em presença de uma pessoa com a qual deseja partilhar essa energia magnética, estenda-se ao lado dela, feche os olhos e escute-lhe o ritmo respiratório; a outra pessoa não tem necessidade alguma de compreender o que você está fazendo. Seja sensível e adote-lhe o ritmo. Entre em contato com ele ou com ela pelos lábios, pelas mãos ou pelo sexo, enquanto se queda distendido, sem se deixar arrebatar, esquecendo-lhe o ritmo respiratório; quando um ritmo se junta a outro, provoca-lhe uma aceleração natural. Mantenha-se consciente, quer ele se acelere ou retarde por si só. Num determinado momento, a energia vital o transportará. Permaneça aberto, deixe-se levar pelo estremecimento, pela excitação, pelo orgasmo. Deixe toda essa energia atravessá-lo e, depois que ela tiver jorrado, recomece a respirar no mesmo ritmo do outro; entregue-se ao desejo de desaparecer e desapareça no cosmo interior que o habita.

O OLHAR INTERIOR

Quando estiver fazendo amor, fique alerta e fixe o terceiro olho. Isso o impedirá de ter pensamentos parasitários e o manterá no presente. Conserve durante o tempo todo a concentração, que não o atrapalhará, e talvez veja coisas maravilhosas, como um céu repleto de estrelas.

AS MEDITAÇÕES DE JEJUM

O jejum, no sentido mais lato, consiste em dizer não aos hábitos de compensação, ao que fazemos para sentir-nos aceitos pelo mundo exterior ou por causa da imagem que temos de nós mesmos. Entretanto, se a existência nos criou, foi porque temos valor, porque fazemos parte de um movimento maior que nós, e o simples fato de estarmos aqui prova que temos lugar neste universo. Apesar de tudo, não deixamos de proceder como seres incompletos; e, através desses hábitos, dessas compulsões, dessas obsessões, desejamos tornar-nos aceitáveis. O procedimento torna-se mais claro quando analisamos o gênero de educação que recebemos e a cultura em cujo seio fomos educados. O sentimento de ser "demais ou de menos" desemboca em todas as espécies de manifestações compensatórias. Adquirimos hábitos que reputamos indispensáveis, mas cada vez que nos submetemos a eles sentimo-nos vazios.

Aqui, o jejum nos permite experimentar o poder decisório do não ao que fazemos automaticamente, sem estar presentes, ao que não nos leva absolutamente a nada, ao que, afinal de contas, nos deixa um sentimento de insatisfação.

Cada qual pode encontrar suas próprias formas de jejum, que tanto podem ser deixar de fumar, de tomar álcool, de comer, de falar, de dormir, de fazer amor, como de chegar atrasado, de estar sempre apressado, de só ingerir uma espécie de alimentação, de se desvencilhar das toxinas armazenadas no corpo, etc.

Essa forma de privação nos ajuda a sentir o que procuramos através desses hábitos, o que estes nos trazem. Será porventura um sentimento de segurança, ou um sentimento de ser alguém em relação aos demais. Em todos os casos, urge respeitar a emoção de base que daí resulta, pois ela é importante. Você talvez encontre um meio mais natural, menos automático e menos obsessivo de senti-lo.

A meditação de base aqui proposta aplica-se a todos os jejuns que se podem empreender. Nunca a pratique com a finalidade de se transformar radicalmente, mas faça-o para sentir-lhe o impacto físico e emocional. Você experimentará outra coisa durante alguns dias, e antes de tomar uma grande decisão anote tudo o que se passa, tudo o que lhe parece benéfico, novo. Procedendo por etapas, terá maiores possibilidades de realizar uma mudança decisiva.

Afirmação

Antes de encetar um jejum (de três a dez dias), sente-se em silêncio e tome a decisão interior de não mais fazer esta ou aquela coisa, de acordo com sua opção pessoal.

– Faça uma saudação OM.
– Sinta, através de todo o corpo, o desejo de jejuar e prometa a si mesmo respeitar o tempo correspondente à sua decisão, aconteça o que acontecer.

Visualize-se no fim do processo.

Se sentir que ainda encontra resistências, acalme-as, falando-lhes como se fala a uma criança.

– Em seu íntimo, faça votos pela melhor evolução possível.
– Faça uma saudação OM.

É importante que você encontre sua própria forma de jejum. Um dia, um mestre me pediu que não dissesse nada de estúpido durante três dias! Um grupo de amigos, que lêem as linhas da mão, passam três dias e três noites sem dormir, todos os meses, para apurar a sensibilidade. Em certos mosteiros, pratica-se o silêncio. Animadores de grupo, que se dedicam à maratona catártica, durante o encontro só dão de comer maçãs aos participantes.

Há, portanto, mil e uma maneiras de pôr à prova nossos hábitos para deles retirar um ensinamento precioso, que nos diz respeito diretamente.

REGENERAR-SE COM AS CORES

No quadro aqui apresentado, cada cor corresponde a um estado interior específico.

Se você deseja trazer em si, e depois reproduzir, certa qualidade na sua vida em geral ou numa situação determinada, pratique esta técnica:

– Antes de qualquer outra coisa, prepare um papelão pintado da cor regenerativa e vá sentar-se no seu espaço pessoal.
– Faça uma saudação OM, feche os olhos e execute algumas respirações alfa.
– A seguir, cante doze vezes o mantra AUM (aôômm).
– Volte a abrir os olhos e depois continue a respirar, trazendo a cor para todo o seu corpo durante a inspiração.
– Respire dessa maneira por meia hora.
– Finalmente, termine com uma saudação OM.
– Concentre-se na mesma cor durante três dias no mínimo, ou mais, se o desejar. Pode também vestir roupas da mesma cor, o que reforçará o impacto do exercício em todo o correr do dia.

CORES	ESTADO INTERIOR	CORES	ESTADO INTERIOR
Rosa-salmão	Amor	Azul-celeste	Claridade
Rosa-indiano	Felicidade	Azul-ultramarino	Domínio
Vermelhão	Força	Azul-cobalto	Coragem
Vermelho-bordô	Vitalidade	Azul-elétrico	Dinamismo, vigor Realizar
Laranja	Entusiasmo	Verde-claro	Independência
Amarelo	Simpatia	Verde-garrafa	Segurança
Ocre-escuro	Autenticidade	Verde-turquesa	Ordem, método Rotina
Amarelo-mostarda-claro	Veracidade	Verde-maçã escuro	Tranqüilidade
Pontos vermelhos-rubi sobre fundo branco	Acordo consigo mesmo	Lavanda-claro	Atividade
Pontos roxo-escuro sobre fundo branco	Estar centrado	Lavanda-escuro	Sentido de orientação
Pontos negros sobre fundo branco	Estar em uníssono, em ritmo	Lilás	Equilíbrio, coordenação
Branco	Alegria, inspiração	Púrpura, roxo-escuro	Conquistar o seu ambiente realizando

A MEDITAÇÃO DO RISO

De manhã, quando emerge do sono, antes de abrir os olhos, estire-se como um gato, alongando cada músculo do corpo durante dois ou três minutos. Em seguida tente rir, conservando os olhos fechados. Experimente por cinco minutos. A princípio, o riso será forçado, mas dali a pouco, quando você se ouvir fazendo esse esforço, uma gargalhada de verdade espocará por si só.

Quando o riso se extinguir, sente-se com as costas eretas durante cinco minutos e sinta a energia que circula no interior do corpo.

Para dar gargalhadas você levará, sem dúvida, vários dias, uma vez que esse fenômeno não é habitual a muitos de nós. Mas em pouco tempo o riso será espontâneo e modificará a qualidade da sua vida. Você se sentirá leve e pronto para começar o dia de bom humor.

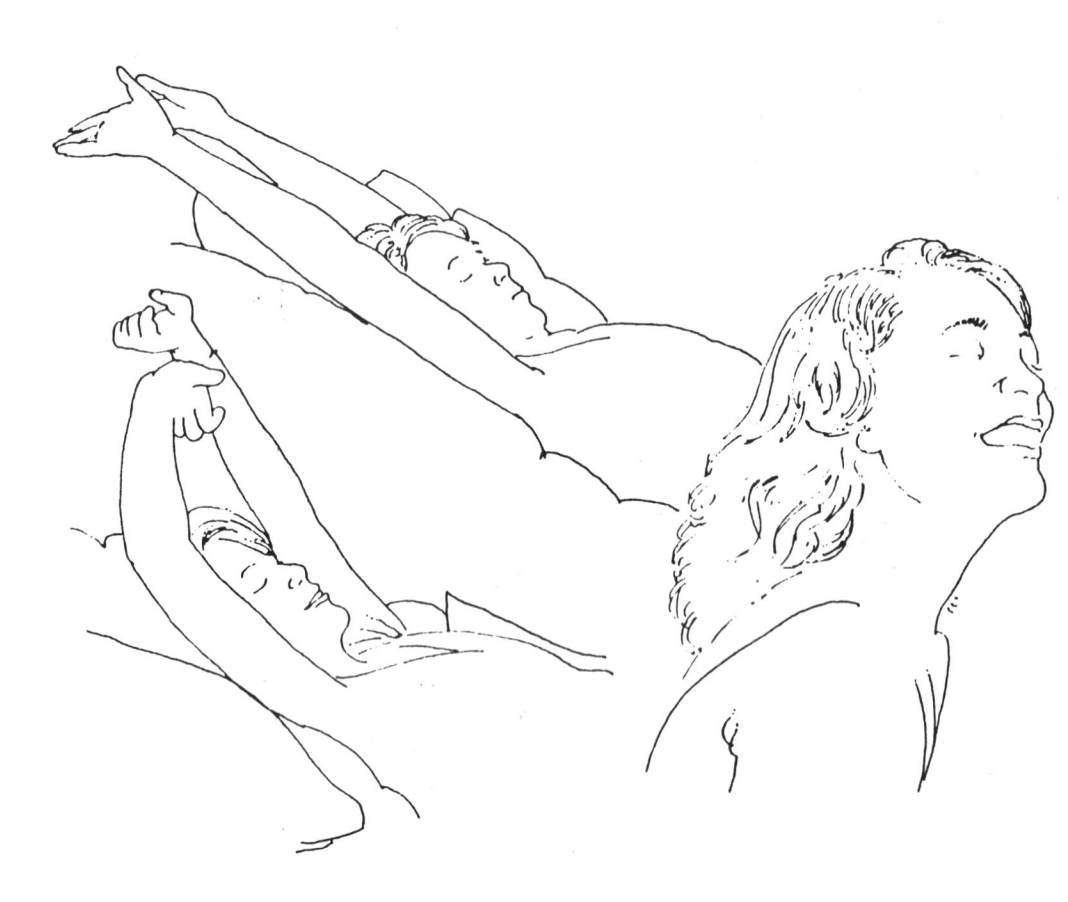

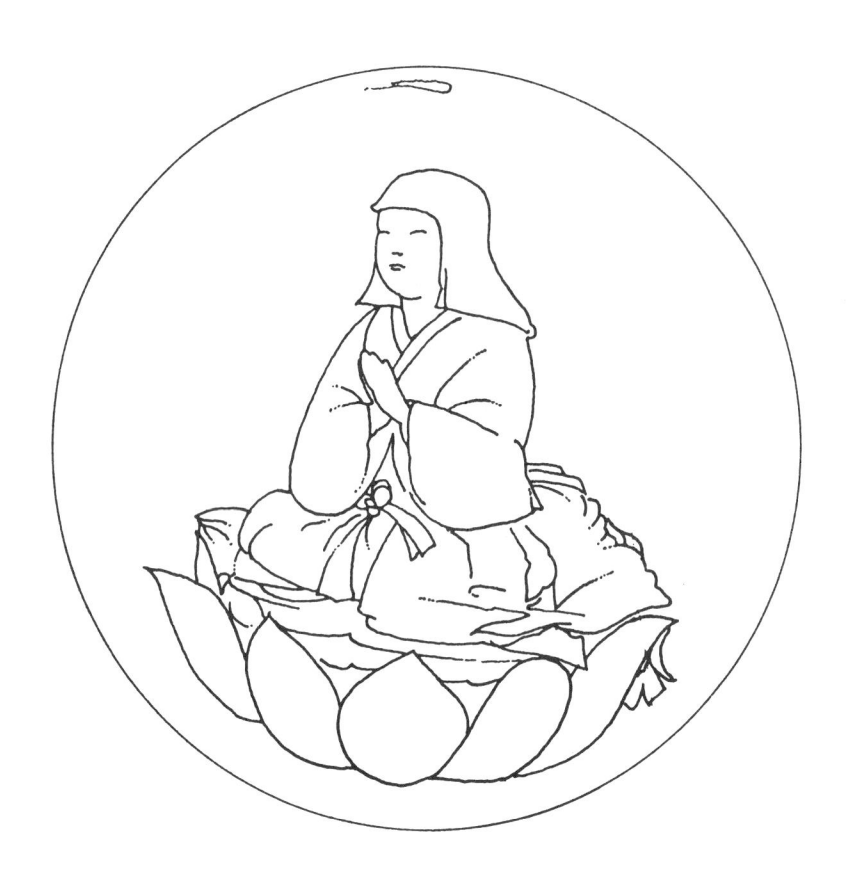

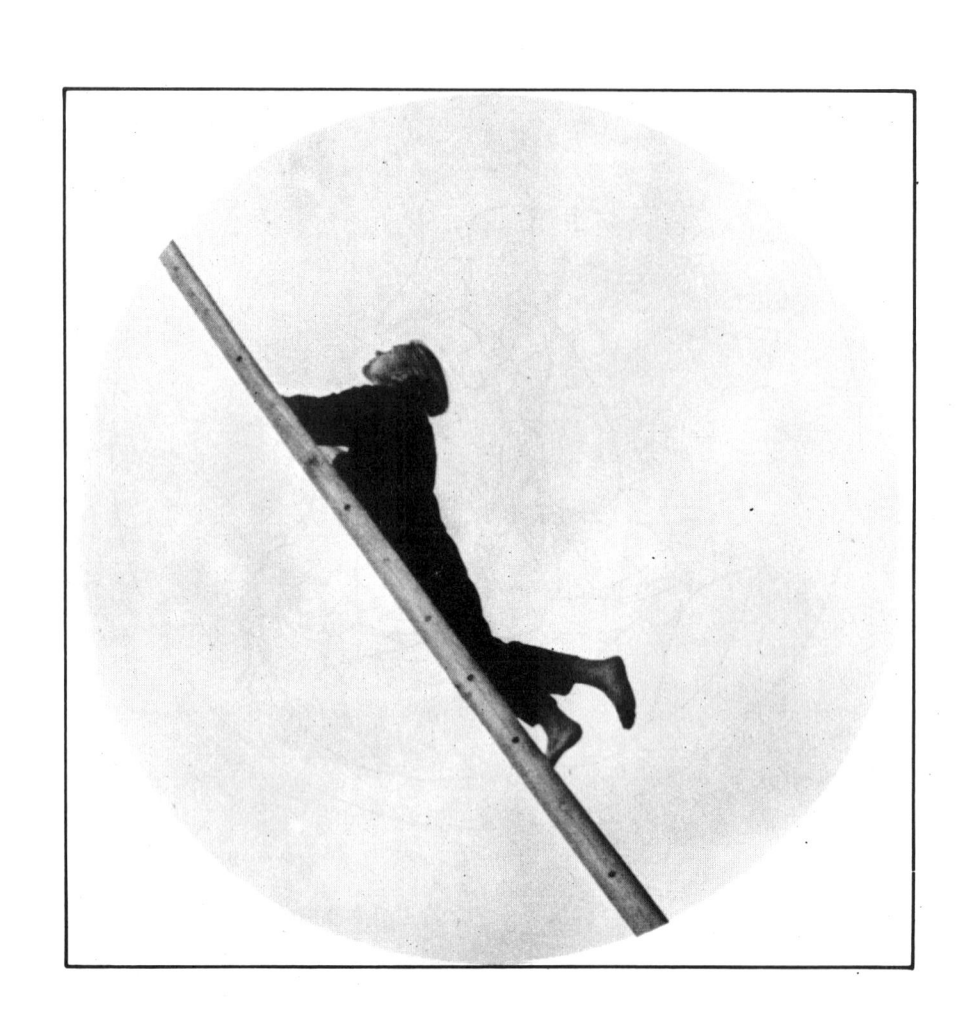

5

MEDITAÇÕES TERAPÊUTICAS

O leque de exercícios apresentados neste capítulo foi tomado de empréstimo às técnicas do despertar da psicologia humanista. Esse movimento, nascido nos Estados Unidos durante os anos 60, coloca o corpo e as emoções no início da viagem que deve levar-nos ao interior das diferentes zonas do subconsciente.

Declara, de fato, a psicologia humanista que o corpo é o melhor terreno de investigação terapêutica, pois os bloqueios e traumatismos deixam uma impressão mais ou menos aparente no nível físico e no do comportamento.

Seguindo esses indícios, é possível penetrar o subconsciente – que se pode considerar um ego secundário e incompleto, sujeito ao ego principal – e, fazendo o esforço necessário para captar o que ali se produz, compreender a causa última das perturbações fisiológicas e emocionais que nos atrapalham a vida.

Para levar a bom termo esse trabalho, a psicologia humanista utiliza – entre outras – técnicas como a bioenergia, que trabalha o reforço da interação entre o sistema nervoso simpático e o parassimpático (o simpático induz à ação, ao gasto da energia acumulada e a emoções como a cólera, a raiva, a agressividade; o parassimpático induz ao repouso, à recuperação da energia gasta e a emoções como o medo, a dor e a melancolia). A bioenergia é muito eficaz quando sentimos, ao mesmo tempo, grandes dificuldades para entrar em ação e para gozar de uma boa qualidade de sono (já que os dois sistemas são inibidos um pelo outro).

A *Gestalt*, que é, de certo modo, o teatro do ego, utiliza a exposição verbal do diálogo interior para demonstrar-lhe as contradições. Retoma, em seguida, o mesmo diálogo, utilizando uma expressão positivada e não fazendo julgamentos negativos.

Esse movimento utiliza igualmente o desipnotismo para trabalhar o simbólico do subconsciente e o imaginário, a fim de trazer à luz as raízes do jogo emocional.

Em resumo, a bioenergia, a massagem, a *Gestalt*, a respiração, a relaxação profunda, etc., todas essas técnicas – sejam elas suaves, sejam vigorosas – têm por finalidade favorecer a expressão de nossas emoções de base (todos temos uma emoção de base), como o medo, a alegria, a tristeza, a cólera, a vergonha, etc.; e, por esse modo, facilitam a conexão entre as emoções e as lembranças, as imagens que a elas se ligam, o que nos permite compreender o processo da problemática, que nos deixa cansados, tensos, amargos e desiludidos.

Uma vez livres de nossas contradições interiores, podemos tornar-nos criativos em todos os níveis, ou seja, temos a possibilidade de ser poderosos e de estar em harmonia para poder materializar nossos desejos. (Sejam estes oferecer a nós mesmos um vídeo de última geração ou levar a bom termo a educação dos filhos!)

Atualmente, a corrente da psicologia humanista está se abrindo para as "terapêuticas iniciáticas", que incorporam às técnicas ocidentais o que as técnicas orientais utilizam para entrar em contato com a força que nos anima e alimenta. Já não nos limitamos a devolver o equilíbrio ao corpo e ao psiquismo do homem, mas tendemos também a sensibilizá-lo para a energia de vida e para a noção de entrega e receptividade. Isso porque a experiência provou que o homem, em conseqüência do trabalho sobre si mesmo, se encontra sem problemática e diante de sua condição ontológica, de sua unicidade. Aqui, em face desse sentimento de solidão, ele pode assustar-se com o medo e preferir seus problemas a esse vazio.

Por meio do corpo, vamos, pois, trabalhar as nossas emoções de base, a qualidade dos nossos empenhos diante das resistências inconscientes, a transformação de nossos pensamentos negativos em pensamentos positivos e a diferença que existe entre a subjetividade e a objetividade.

Convém ler cada exercício proposto e proceder a uma escolha apropriada. Os exercícios que nos deixam emocionalmente indiferentes devem ser postos de lado, e os que nos atraem ou repulsam *a priori* devem ser os escolhidos.

OS NÍVEIS DE CONSCIÊNCIA

É ilusão pensar que o nosso caminho difere do caminho dos outros. Todos os seres humanos têm de realizar a mesma viagem, sobrepujar os mesmos obstáculos.

Não tendo nascido consciente, o homem precisa tornar-se consciente por si mesmo através da evolução. Todos teremos de levar a efeito essa tarefa árdua, e a nossa única compensação durante a viagem é constatar que todos temos o mesmo caminho a percorrer. Alguns seres estão mais longe do que nós, outros menos, mas a meta é comum.

O homem só se torna único quando desperta, quando se torna capaz de ver suas ilusões, suas projeções na realidade, de aceitar o momento presente tal como ele é em toda a sua perfeição.

Eis aqui um sistema de análise que descreve com simplicidade as etapas que transporemos durante a viagem. Esses diferentes níveis de consciência são aqui apresentados e podem ajudar-nos, a qualquer momento, a situar-nos no caminho da evolução comum.

Primeiro nível: a crença

As crenças nada têm em comum com as experiências verdadeiras. Elas talvez nos dêem esperança, o que é positivo quando sabemos que a esperança não passa de ilusão. A crença é alguma coisa que temos por verdadeira e que cobre o nosso medo do desconhecido. Podemos ver que aderimos a muitas crenças a fim de sentir-nos em segurança, como a criança que aceita o que lhe dizem os adultos para ter o sentimento de pertencer ao mundo que a cerca. O problema é que conservamos essas crenças na idade adulta de forma inconsciente, e quando elas são confrontadas de repente com a realidade dos fatos, nós nos sentimos tristes, desamparados, zangados, desiludidos e deprimidos.

Nesses momentos, tente compreender que é porventura em virtude de uma dessas crenças subitamente quebradas que você se sente mal. Lembre-se, então, de que ela nada tem que ver com você mesmo, que não passa de um empréstimo que você, decerto, precisou fazer um dia. Se utilizar suas próprias experiências para guiar-lhe as ações, sentirá, com menos freqüência, a dor causada pelas desilusões.

Segundo nível: as regras da sociedade, os dogmas, os contratos

Aqui empregamos as regras estabelecidas pela sociedade e as instituições vigentes para fazer contratos (se você fizer isto por mim, eu farei aquilo por você). No plano consciente, não há problema, mas às vezes nos sucede fazer inconscientemente contratos com os outros ou conosco, os quais, na realidade, em nada correspondem ao que somos no fundo de nós mesmos (como também não corresponde à outra parte).

Se você, às vezes, sente vergonha, procure lembrar-se de ter feito alguma promessa que não pôde ou não pode cumprir. Se sente cólera, é provável que alguém não tenha correspondido às suas expectativas. Defina exatamente o que esperava dele e aceite a realidade. Perdoe a si mesmo e perdoe o outro, e no futuro não volte a fazer promessas que não pode cumprir, e tampouco exija o impossível dos outros. Tente ser consciente a fim de evitar esse gênero de erro.

Terceiro nível: as fantasias

Chegamos a esse nível depois de haver sido bem-sucedidos na sociedade, utilizando seus dogmas, suas regras, para atingir certo bem-estar material ou uma posição social invejada. Agora nossa busca continua, e o que domina é o desejo de realizar nossas fantasias. Sentimo-nos poderosos, não temos necessidade de ninguém e gozamos de certa forma de poder.

Não obstante, apesar do fato de podermos realizar nossas fantasias, uma depois da outra, continuamos insatisfeitos e o nosso ego (a imagem que temos de nós mesmos) nos empurra sempre para mais longe, sempre com mais força, para a realização de outras fantasias. Depois de toda essa agitação e dessas satisfações momentâneas, que nunca alimentam o nosso ser essencial, compreendemos que os prazeres efêmeros nunca preencherão plenamente nosso vazio interior.

A necessidade profunda de uma forma de satisfação interior é algo muito diferente. Nesse caso, para separar claramente as duas forças, evolução interior e satisfação dos desejos, sente-se em seu espaço pessoal. Faça uma saudação OM e, depois de algumas respirações alfa, deixe que suas fantasias se revelem, aflorem à superfície. Elas podem ser de natureza sexual, venal, ou provir de um desejo de poder; deixe que apareçam sem julgá-las e anote tudo numa folha de papel, se quiser.

Em seguida, escolha a que lhe parece mais forte e represente-a por inteiro na imaginação, até chegar ao resultado desejado. Tudo é possível. Incorpore então a sensação que emana desse desejo satisfeito em todo o corpo e olhe. Ele lhe satisfaz as necessidades interiores? Ou trata-se de mera compensação? Por quanto tempo você ficará satisfeito?

Se fizer essa meditação, perceberá a natureza verdadeira das suas fantasias e talvez baste doravante representá-las totalmente com a ajuda da imaginação para atenuar a atração que elas exercem sobre você.

Quarto nível: as teorias

Esse nível de consciência aparece depois de acabarmos de viver todas as nossas fantasias e descobrir que elas não satisfazem às nossas necessidades profundas. Agora temos necessidade de uma motivação racional para prosseguir em nosso caminho. As doutrinas, as filosofias, os sistemas de pensamento tentam todos explicar o porquê das coisas da vida. Essas teorias são, por certo, muito úteis para a pessoa que as escreve e emanam da experiência vivida por ela. A despeito disso, constituem simples empréstimos tomados a outros para disfarçar a decepção que sentimos. Existem teorias sobre tudo.

Tente, quando estiver lendo ou conversando com outras pessoas, separar as experiências vividas dos sistemas de pensamento. Não receie discriminá-las: isto é uma teoria, isto é uma experiência vivida. Observe se não as emprega para encobrir decepções sobrevindas em conseqüência de ações errôneas. Não se esqueça de que as experiências têm uma realidade e podem guiá-lo. Quando elas são vividas e compreendidas em sua totalidade você não precisa de uma base emprestada para analisar o porquê de suas decepções e, por esse modo, justificá-las.

Quinto nível: a desilusão

Atingimos esse nível quando vemos que as nossas crenças, fantasias (realizadas ou não) e teorias não produziram a satisfação com a qual contávamos. Nesse momento nos tornamos facilmente cínicos, amargos, ou talvez até desesperados e solitários. Agora, alguns dentre nós procurarão uma ajuda terapêutica para entrar numa tomada de consciência dos mecanismos interiores dessas fantasias. Foram tão longe quanto possível no processo de satisfação de seus desejos ilusórios.

Para viver esse estágio corretamente, é necessário ter no coração um sentimento de aceitação do que está acontecendo no momento e não recusar esse precioso apelo interior. Devemos passar a um estado de compreensão em relação a nós mesmos e aceitar todo o sofrimento que decorre dessa grande desilusão. Não se dê pressa em viver um desgosto tão importante. Nos grupos de terapia, quando alguém compreende que suas ações não o levaram a parte alguma, cada membro lhe concede uma aceitação emocional e um apoio. Dessa maneira a pessoa compreende que é inteiramente correto e natural sentir-se desencantado e triste. É o único meio de amadurecer, de despertar. Se não aceitássemos esse pesar, iríamos ainda uma vez tentar alguma coisa ilusória para mitigá-lo. Fique com a dor, sinta-a, pois os sonhos partidos nos ajudam a crescer.

Sexto nível: o pânico suicida

É aqui que perdemos toda esperança, que entramos numa angústia mortal. O pânico suicida significa estarmos conscientes de que parte de nós mesmos está morrendo, já não pode ser. Nesse momento sobrevém a tentação da droga, do álcool ou de outro meio qualquer de autodestruição. Num momento ou outro, todos já experimentamos esse pânico, que é parte integrante da nossa evolução.

Agora estamos prontos para experimentar a realidade, pois, simbolicamente, estamos morrendo para o passado, para o que acreditávamos ser. Durante esse período, se você se sentir com forças para tanto, retire-se do mundo, entregue-se à morte psíquica com muita compreensão de si mesmo, a fim de poder, em seguida, renascer para a realidade. Trata-se aqui de relaxar, abrir as mãos, largar o que você segurava com tanta força nos punhos fechados, porque só as mãos abertas agarram o que pode alterar a sua situação.

Sétimo nível: os remorsos – o carma

É aqui que fazemos a experiência do fato de estarmos adormecidos. Olhamos para o passado com um sentimento de remorso. Aceite esse momento.

Oitavo nível: a sabedoria

Aqui, aprendemos as lições contidas em cada experiência do passado. Em vez de nos deixarmos arrastar pelo desespero, lembrando-nos de coisas em que falhamos, utilizamo-las como instrumentos. Aceitamos a idéia de que tudo o que foi nada mais é que o processo que devia trazer-nos ao momento presente. Não existe aqui nem culpa nem remorso, apenas um sentimento de gratidão no coração.

Antes de passar à descrição do último nível, cumpre dizer que podemos passar rapidamente do quinto para o oitavo nível. É uma simples questão de aceitação. Tanto o mal quanto o bem pertencem à vida, o desejo de renegar o mal nos mantêm sujeitos a ele e, portanto, nos deixa inconscientes e adormecidos. Tentar sentir-nos bem a todo transe é um subterfúgio do mental. Somente entrando fundo na dor poderemos atingir a alegria. (Todavia, essa atitude diante do sofrimento não tem nada que ver com a noção de redenção pelo sofrimento, de que os nossos sistemas religiosos costumam vangloriar-se. Ela não é acompanhada de um sentimento de culpa e deve emanar de uma vontade lúcida de atravessar conscientemente cada estágio de nossa evolução.) Durante esses momentos difíceis, retire-se tanto quanto possível e aceite o que se passa em seu coração. Não há mais nada que fazer, você tentou *tudo*.

Nível zero: a realidade objetiva

Viver a realidade objetiva é aceitar os acontecimentos da vida. Nunca poderemos entrar no fluxo do presente se recusarmos os fatos. É impossível. Só existe uma realidade: o que se passou, o que se passa nos fatos. Não podemos furtar-nos a isso.

Para realizar esse estado de consciência, você pode utilizar, entre outras, a técnica aqui apresentada, que se denomina "objetiva/subjetiva".

Escolha qualquer acontecimento de sua vida para pô-la à prova. Como exemplo, utilize sua primeira experiência sexual. Ela nos marcou a todos porque a vivemos com todas as nossas crenças, todo o peso da nossa educação, todas as nossas fantasias.

O propósito deste exercício é fazer uma separação entre a interpretação romântica, emocional, do acontecimento, ou seja, seu lado subjetivo, e seu lado objetivo, que outra coisa não faz senão relatar os fatos.

Esse é um bom meio de ver nossas projeções sobre a experiência e ver a maneira com que mais tarde lhe perpetuamos, inconscientemente, o conteúdo subjetivo.

– Sente-se no seu espaço pessoal com um lápis e um pedaço de papel, ou, se preferir, com um gravador.

– Escolha um acontecimento de sua vida que você gostaria de esclarecer.

– Comece a falar ou a escrever, descrevendo-o de forma subjetiva, com as crenças da época, as idéias recebidas, as esperanças, as emoções, o lado romântico, etc. Coloque todas as suas sensações na descrição, como se a estivesse relatando a um amigo íntimo.

Quando tiver terminado a narração subjetiva, ponha-se, com o vagar necessário, num estado de acuidade mental que lhe permita contar o mesmo acontecimento por meio de fatos concretos, como se estivesse atrás de um espelho sem aço, observando o que se passa do outro lado. Descreva a cena como se os dois personagens em ação não passassem de atores desconhecidos. Descreva-lhes todos os atos físicos de modo formal e não-emocional. E, sobretudo, não omita nenhum pormenor.

– No dia seguinte, torne a ler ou a escutar as duas descrições e, sem formular juízos, constate a diferença existente entre o subjetivo e o objetivo.

AS CRENÇAS

Um homem entra numa delegacia de polícia e anuncia ao policial de plantão que sua mulher desapareceu.

O policial toma do formulário que deve ser preenchido em casos de desaparecimento, pergunta-lhe nome, o sobrenome, o endereço, anota tudo conscienciosamente e logo indaga:

– Quando viu sua mulher pela última vez?

– Há dois anos – responde ele.

– Como? – replica o policial. – Quer dizer que sua mulher desapareceu há dois anos e só agora você vem anunciar o fato? Mas, afinal, por que esperou tanto tempo?

E o homem, confuso, responde:

– Eu não conseguia acreditar!

O propósito dessa técnica não é retirar todo o conteúdo emocional do acontecimento, mas tirar dele as repetições constrangedoras, revividas em seguida e que, afinal de contas, entravaram nossos atos.

Você pode fazer uso dela em todas as situações que o deixaram em contradição interior. Essa forma de colocar face a face duas narrações, cada uma das quais tem uma qualidade diferente, nos ajuda a pôr em evidência uma informação clara.

O DIÁLOGO

Os problemas de comunicação devem-se amiúde ao fato de a pessoa que fala não estar certa de ter sido bem ouvida ou realmente compreendida e de a pessoa que escuta ter o sentimento de que a outra, através das palavras, deseja influenciá-la ou fazê-la mudar. Mais agudos no seio do casal, esses problemas podem esfumar-se com a criação de uma atmosfera em que cada um se exprime e ouve com toda a liberdade. Para consegui-lo, utilize a técnica do diálogo.

Quando sentir o desejo de esclarecer uma situação precisa ou um aspecto particular de suas relações, sente-se defronte do outro e fale enquanto o outro o escuta sem interromper o que está falando. A seguir, passe cada um do papel ativo para o receptivo.

Comece dizendo tudo o que aprecia no outro em relação ao aspecto particular que deseja esclarecer. Seja positivo, minudente, diga tudo o que tem para dizer e diga-o com amor.

Em seguida, diga tudo o que lhe desagrada, o que o constrange nessa situação, o de que você não gosta. Seja sincero.

Enfim, exprima tudo o que pensa a esse respeito, projete suas soluções, exponha suas verdades pessoais sem tentar ser objetivo. Quando a pessoa que fala terminar, troquem de papel.

Quando você estiver falando, é importante reconhecer que cada qual traz em si suas próprias verdades e que é difícil pedir ao outro que as aceite, pela simples razão de que provêm de experiências pessoais, depois de atravessarem o filtro da cultura e da educação de cada um. Elas são válidas para nós, que desejamos partilhá-las, mas essas verdades não são *a* verdade.

Quando você estiver escutando, é importante ficar suficientemente aberto para sentir se as palavras do outro ressoam em você mesmo, sem por isso achar que deve aceitar tudo o que ele diz.

O espírito que há de reinar durante a exposição é um espírito de abertura. Não se trata de querer influir no outro, senão de expor todos os aspectos (positivos e negativos) de um processo particular. (Num casal, por exemplo, a maneira de gerir o dinheiro, de viver as relações sexuais, de educar os filhos, etc.) Cumpre que o desejo de ouvir e dizer tudo seja forte, sem que os protagonistas se sintam ameaçados em sua integridade.

Decidam quem vai começar a falar, sentem-se um diante do outro e olhem-se nos olhos durante toda a sessão.

O que começar discorrerá sobre os três aspectos seguintes:

– o que sente como positivo;
– o que sente como negativo;
– o que pensa da situação, o que imagina como soluções.

O que escuta não pode interromper o que fala, a não ser para pedir-lhe um exemplo mais preciso, se não compreender alguma coisa.

Depois que o que fala terminar, os dois fecham os olhos e ficam, por um momento, com o que foi dito e ouvido.

Em seguida, trocam de papel.

Aqui, é preciso que a pessoa que toma a palavra não tente justificar-se nem defender-se do que o outro disse. Ela fará exatamente o mesmo que o parceiro, ou seja, falará dos três aspectos do assunto que se quer esclarecer. Ninguém deve querer ganhar nem tentar influir na situação.

Você sempre poderá, em seguida, repetir tudo o que foi dito, mas sem renegar as palavras pronunciadas.

A intenção dessa forma de comunicação é esclarecer uma situação penosa ou difícil de viver, expondo sua própria subjetividade, sem ter a impressão de ser manipulado ou de manipular, de influenciar ou de ser influenciado.

Podemos utilizar o diálogo entre pai e filho, marido e mulher, colegas de trabalho, etc., e até conosco.

Se nem um nem o outro dos protagonistas se sentir mais leve depois dessa troca, recomecem. Pode ser que você cometeu erros ao cair nas ciladas mencionadas mais acima, o que tornaria a situação ainda mais penosa.

OS DEZ CÃES DA IMAGINAÇÃO

Para explorar o mental a fim de conhecer-lhe melhor o funcionamento, Serge Larin, um amigo chileno, ensinou-me esta técnica, que provém da tradição oral.

Sua utilização exige um respeito muito grande, o sentido do divino e a aceitação do fato de que somos, por certo, uma grande força, a qual, porém, não constitui mais que uma parcela ínfima de uma força ainda maior que governa o universo.

Se essa meditação exige respeito, a razão é porque ela tem a capacidade de fortalecer o ego quando não é usada com conhecimento de causa. Disso pode resultar sofrimento se o mental a retomar para si. Evita-se a cilada por meio de uma atitude interior impregnada de humildade.

Diz-se que o mental é como um cão que vive ladrando para nós e nos mantêm amedrontados. Para conscientizá-lo, pratique essa técnica por uma semana, uma vez por dia, durante meia hora.

Para começar, pegue uma folha de papel, um lápis (que representa o seu mental), uma pedrinha (que representa a sua consciência que reflete), uma vela (que simboliza a luz). Acenda a vela, coloque o papel e o lápis ao seu lado, a pedra à sua frente e instale-se confortavelmente na posição de lótus ou semilótus.

1. – Faça uma saudação OM.
2. – Ponha a mão direita no chão, depois a esquerda sobre a direita.
3. – Incline-se para a frente até que a testa toque as duas mãos cruzadas sobre o chão. Repita interiormente: "Eu me entrego à Tua vontade."
4. – Torne a erguer-se, pegue a pedrinha, depois incline-se de novo, de modo que o meio da testa toque a pedra que você pôs no chão. Concentre-se, envie toda a consciência à pedrinha. Depois que se sentir preparado, volte a erguer-se ligeiramente e coloque o cotovelo direito no ponto em que as pernas se cruzam.
5. – Leve a pedrinha à altura da testa, inspirando.
6. – Retenha o ar, depois faça três rotações do antebraço no sentido dos ponteiros do relógio, repetindo interiormente três vezes OM NAMO NARAYA NAYA, ao mesmo tempo que mantém um ponto de concentração, ao nível do joelho esquerdo, na pedra, no mantra e na respiração.
7. – Expire, coloque a pedra diante de você.
8. – Pegue de nova a pedra, inspire e repita todo o processo de 4 a 7, até que um pensamento lhe cruze o espírito. Nesse momento, tome do lápis e anote o pensamento que teve.

– Compare em seguida o pensamento com os da lista dos dez cães da imaginação. Pode ser que você tenha pensamentos objetivos, que não podem ser comparados com os da sua lista. Eles, simplesmente, constatam o que acontece no momento. Note o número correspondente ao cão que latiu, depois repita de 4 a 7, e assim, em seqüência, durante meia hora.

Primeiro cão: sentir-se culpado

Traduz-se por um sentimento de inferioridade em relação a nossos atos passados, presentes e futuros.

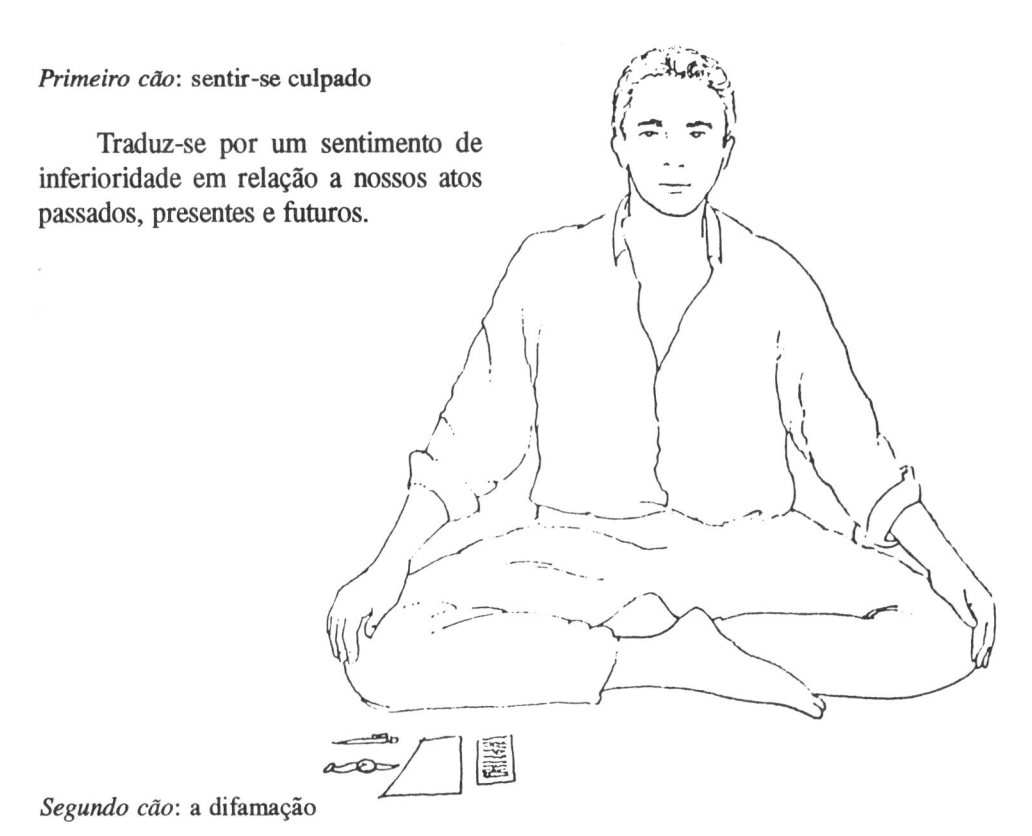

Segundo cão: a difamação

Insinuar a dúvida, escarnecer, pôr em ridículo alguém ou alguma coisa.

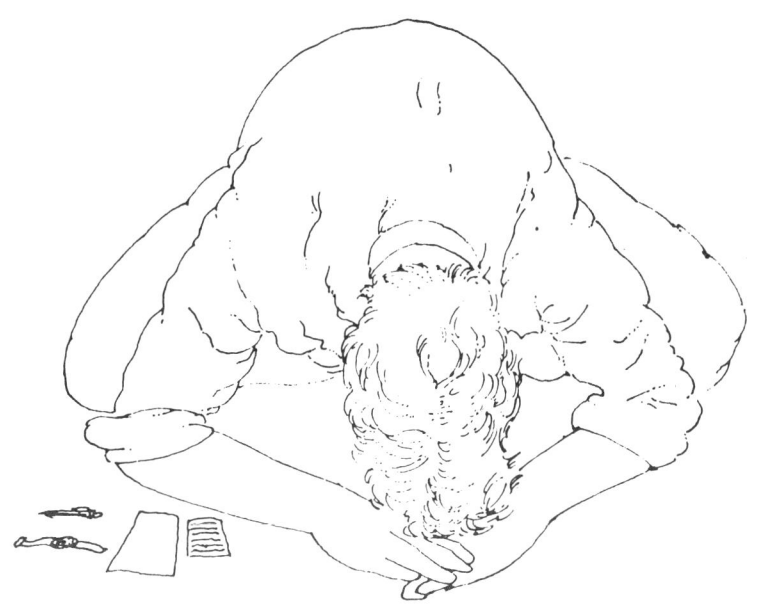

Terceiro cão: explicar com excesso

Explicar bem demais as coisas, racionalizar tagarelando inutilmente com o fito de nada sentir e achar uma escapatória para a situação presente.

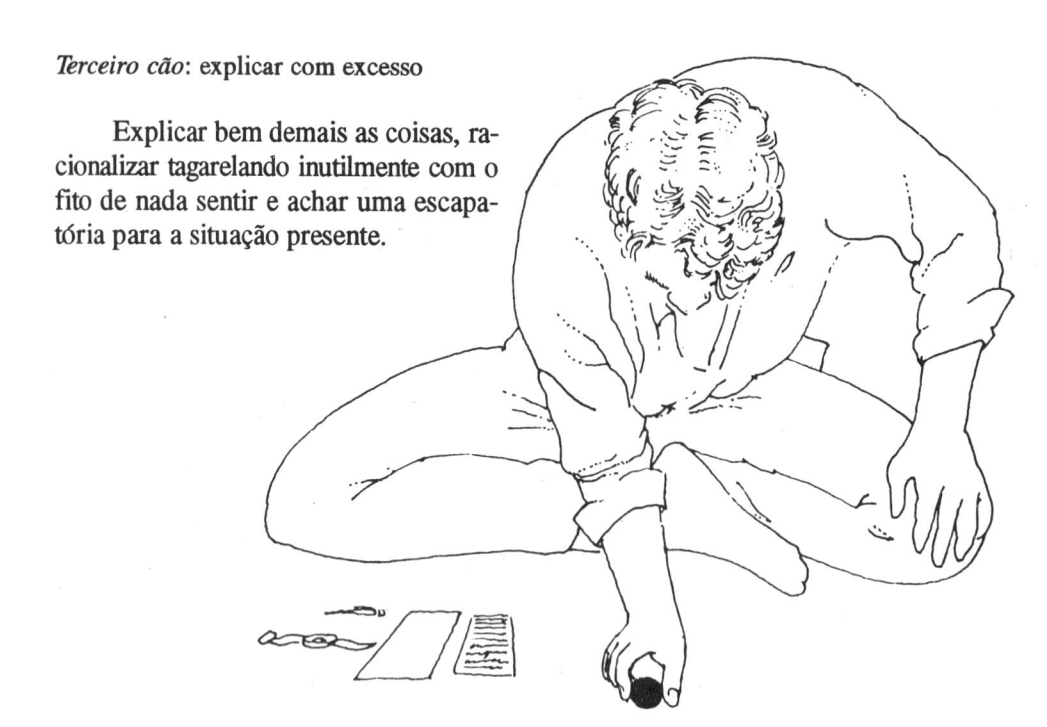

Quarto cão: desejo de prazeres fora do comum

Entusiasmar-se pensando na coisa diferente que se poderia fazer agora, transformar histórias simples em verdadeiras aventuras imaginárias.

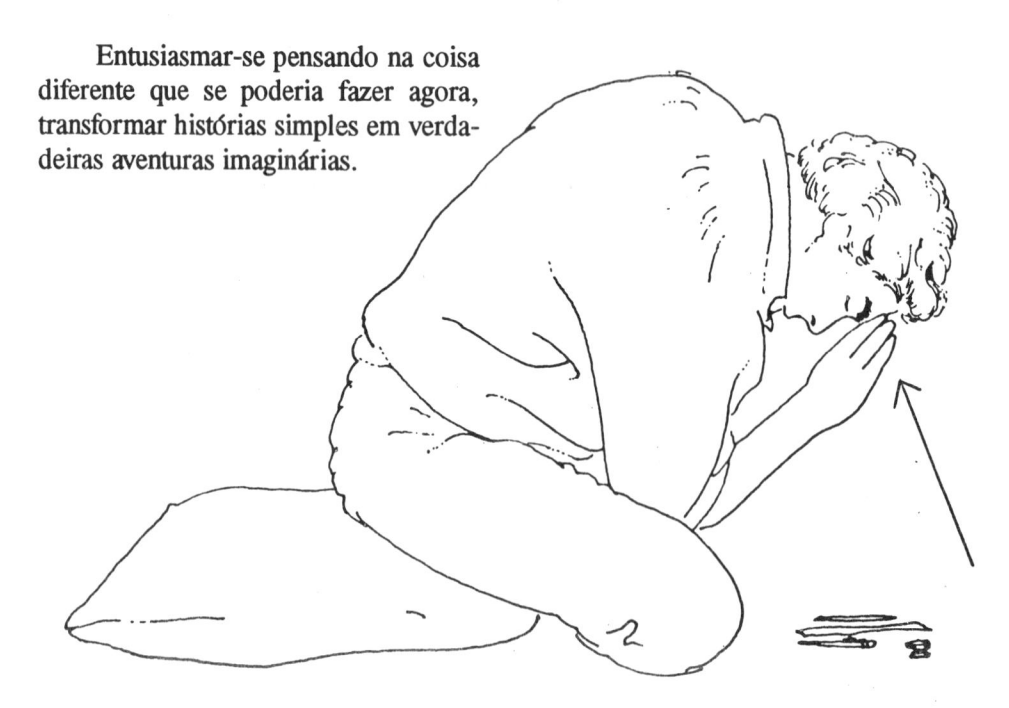

Quinto cão: desejo de matar

Cólera bruta que se traduz pelo desejo de destruir o que estorva, o que faz mal.

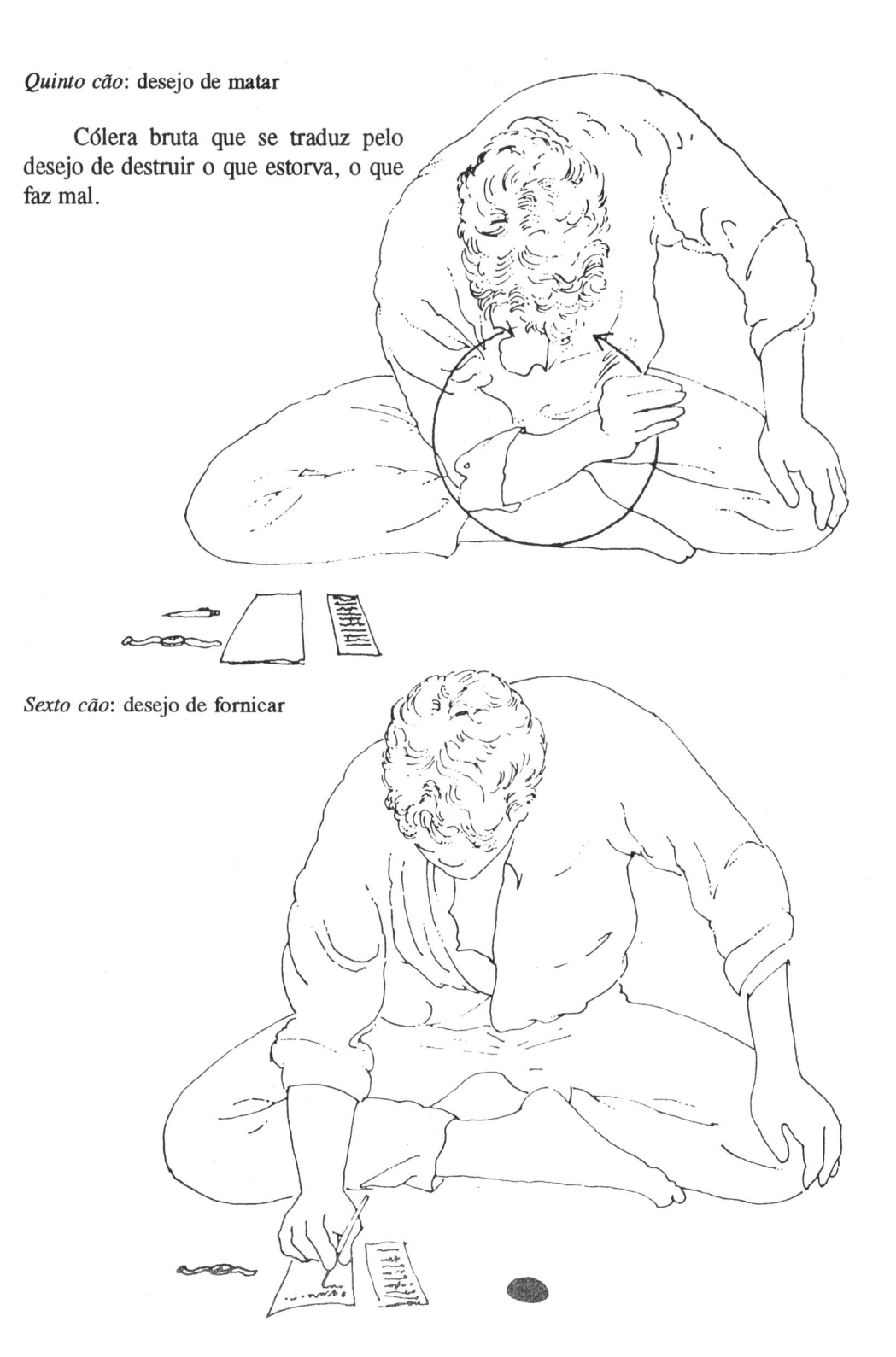

Sexto cão: desejo de fornicar

Sétimo cão: sensação de ser célebre e reconhecido

Pensamentos de sucesso, à nossa maneira de brilhar em público. Ser um astro.

Oitavo cão: a má língua

Ter pensamentos críticos, juízos negativos sobre os outros ou sobre si mesmo.

Nono cão: histórias egocêntricas

Ter diálogos interiores que começam sempre por "Quanto a mim, eu..." Histórias das quais somos o centro.

Décimo cão: a ignorância

Estar sob a influência do poder do medo e do sofrimento.

Esse trabalho permite que se tome consciência dos esquemas do mental provenientes de experiências negativas. Observa-se, com efeito, depois de algumas sessões, que certos cães latem mais do que os outros e que eles nos dominam no que concerne à nossa maneira de ser.

Em seguida, portanto, poderemos entrar numa ação objetiva para combater esses cães. Em vez de ouvi-los e reagir em função de nossos velhos hábitos, podemos amansá-los, seduzi-los, ou impor-lhes um barulho maior que o deles, ou simplesmente constatar: "Vejam só, é o cão nº 4 que está latindo!"

COMO EXTIRPAR A CÓLERA SEM DOR

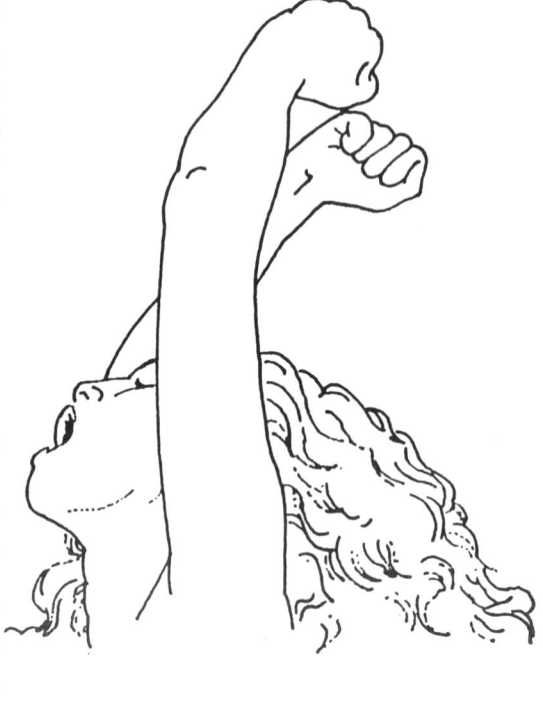

Para remediar a melancolia ou a depressão, podemos empregar a cólera. Em seu estado mais puro, essa emoção é vital. Traz a clareza de espírito e nos aproxima de nossa verdade pessoal. Expressa para nos livrar de uma dor física ou de uma desilusão pessoal, ajuda-nos a encontrar, em seguida, a realidade objetiva. Aceitar a cólera é aceitar que ela provenha do nosso sonho partido, e é, então, aceitar a realidade como ela é.

– Encontre um lugar em que você possa fazer o barulho que quiser sem incomodar ninguém.

– Ponha-se de joelhos diante de uma almofada grande e cerre os punhos. (Se estiver zangado com alguém, coloque-lhe a fotografia ou um objeto pertencente a ele à sua frente.)

– Inspire pelo nariz, erga os punhos e, com a boca bem aberta, golpeie a almofada expirando com força e emitindo o som AAAAH.

– Inspire, erga os punhos e continue a golpear a almofada, gritando sempre AAAAH ao expirar. Mantenha a tensão nos punhos e execute o movimento de vaivém a partir da base do busto. Esse movimento é tão natural quanto a emoção da cólera.

O mental tenderá a persuadi-lo de que você está fazendo algo estúpido e infantil. A despeito disso, continue sem dar atenção aos seus julgamentos negativos até que a energia da cólera animal prepondere. Não se interrompa com o primeiro cansaço; continue, insista.

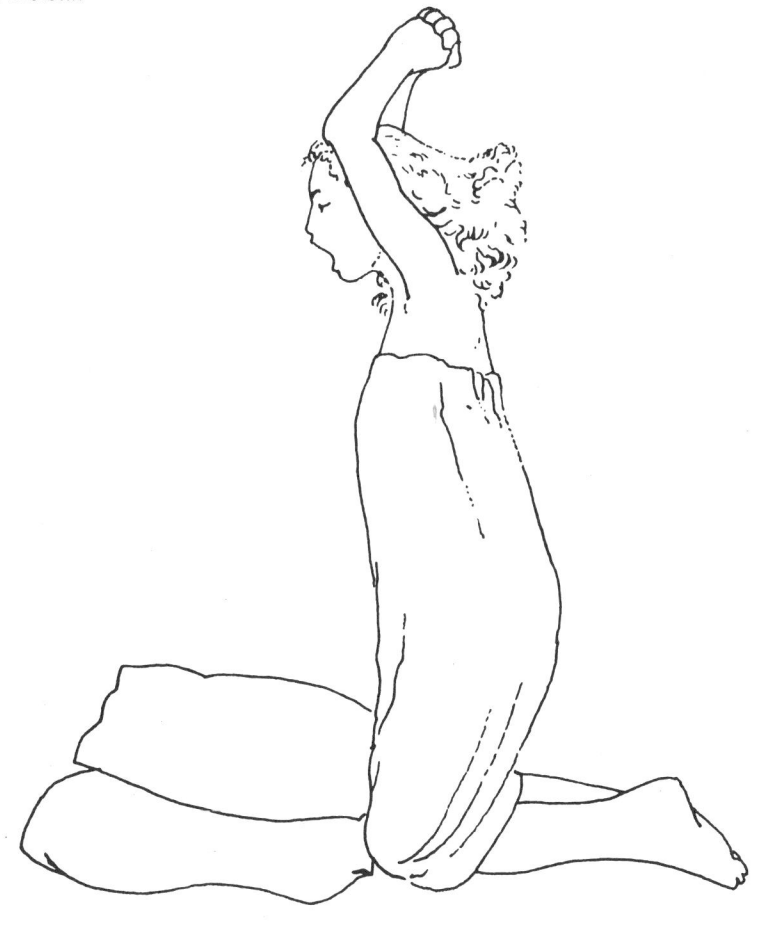

Faça a meditação ativa durante quinze minutos pelo menos. Não pare antes disso. Após esse lapso de tempo, estenda-se de costas e sinta a respiração no ventre.

Pratique, a princípio, durante cinco dias consecutivos, pelo mesmo motivo: estar encolerizado. Depois, utilize a técnica quando se sentir inibido na ação ou fisicamente tenso, ou ainda quando se sentir vítima de seus próprios juízos negativos.

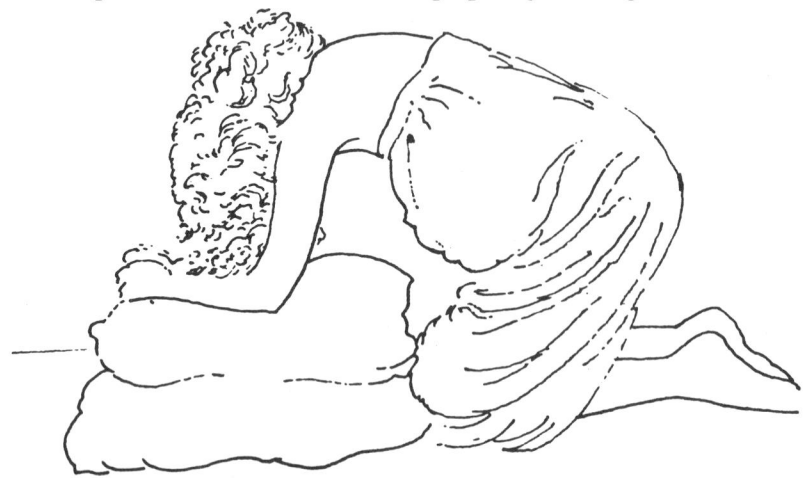

A MEDITAÇÃO DO NOME

Cada palavra contém sua própria energia, associada a imagens e emoções. Nosso nome carregou-se das experiências de toda a nossa vida, desde que lhe respondemos pela primeira vez até hoje. O nome representa a nossa identidade.

Através dele, nós nos dirigimos a nós mesmos, projetamo-nos no mundo, respondemos aos nossos pais, irmãos, irmãs, professores, superiores, amigos, inimigos, cônjuge.

Temos, de fato, vários nomes: sobrenomes, prenomes, um nome de família. Todos trazem em si a soma de nossas experiências emocionais passadas e de todas as nossas identificações futuras.

A técnica aqui apresentada serve-se dos diferentes nomes que nos dão ou que nós nos damos para tornar-nos conscientes das associações ocultas que eles contêm e que trazemos em nós. Isso provoca intensa descarga emocional.

Pratique todas as noites, cinco dias seguidos, durante meia hora.

– Sente-se confortavelmente no seu espaço pessoal e vende os olhos.

– Comece a respirar pela boca no alto do peito uma dúzia de vezes.

– Depois continue, mas, durante a expiração, pronuncie o seu nome em voz alta, evitando que isso se torne mecânico. Inspire e expire com o seu nome. Se sobrevir uma mudança de ritmo, siga-a. Desse modo, você estará permitindo a subida de emoções. Deixe-as aparecer e, no caso de não sentir nada, adote um ritmo mais lento e experimente outro nome. Deixe que as lembranças tornem a subir e, quando se der conta de que o estão invadindo, recomece o processo de inspirar e expirar com o nome. Meia hora depois, estenda-se e sinta o que a técnica provocou em você.

OS OLHOS DO PASSADO

Para perdoar ao passado as dificuldades que ele lhe deixa para viver o presente, você pode utilizar essa técnica suave e eficaz. Seu ponto central será primeiro a mãe, depois o pai e, afinal, você mesmo. Em seguida, se o desejar, toda pessoa cujo desaparecimento lhe causou um pesar profundo ou um sentimento de apego negativo e perturbador.

Na preparação desse trabalho, você terá de adquirir sete velas, que poderão arder durante sete sessões de meia hora cada uma. Três para seu pai, três para sua mãe e uma para você.

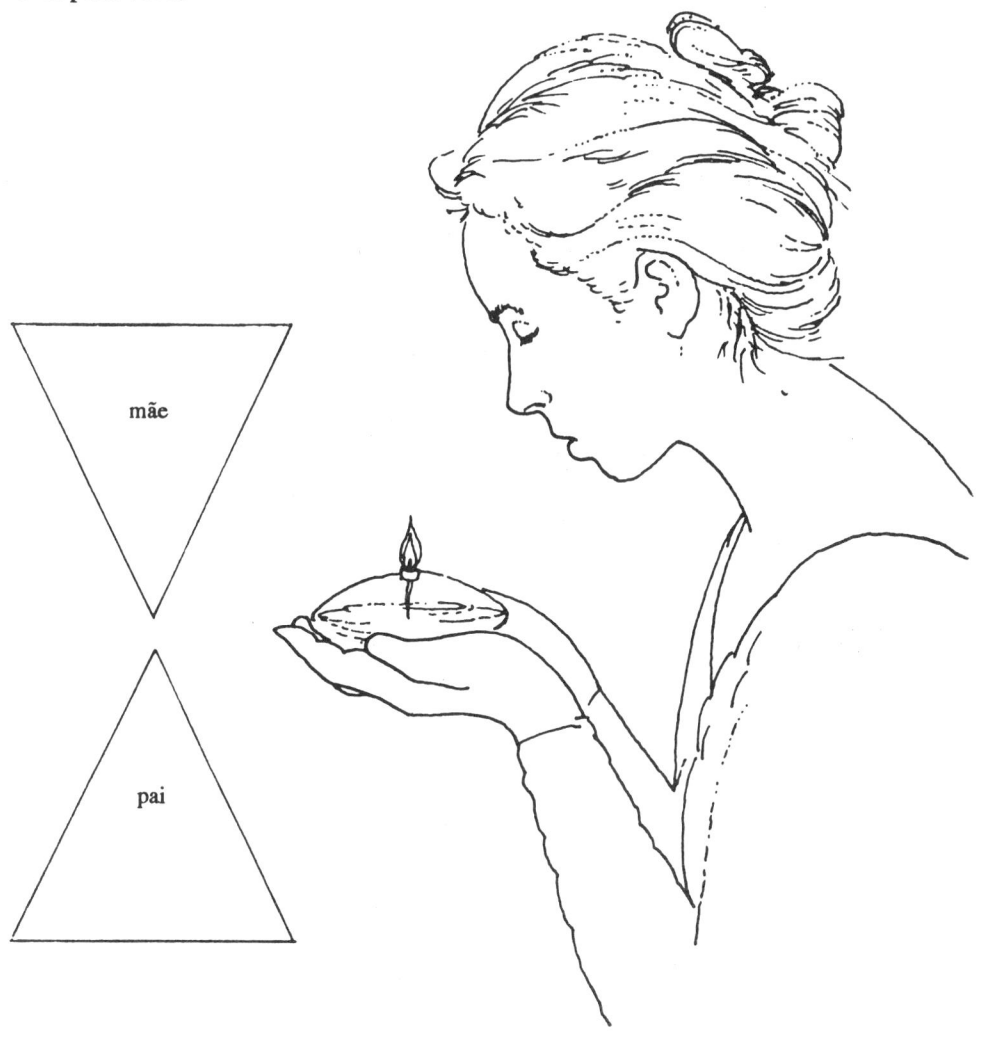

Escolha-as atentamente, com um sentimento de alegria no coração.

– À noite, depois de haver tido o cuidado de assear-se, sente-se confortavelmente, com as costas retas. Limpo, sem perfumes no corpo, você experimenta uma sensação de frescor e pureza.

– Sobre a mesinha, coloque três velas em triângulo, com uma das pontas do triângulo dirigida para você. Ponha, em seguida, uma fotografia de sua mãe no centro do triângulo luminoso.

– Faça uma saudação OM.

– Comece fazendo doze respirações alfa (veja a pág. 31) com os olhos fechados.

– Em seguida, abra os olhos, continue, se possível, com a respiração alfa e olhe para a fotografia colocada no centro do triângulo durante meia hora. Se sentir no seu íntimo o assomo de emoções (alegria, vergonha, tristeza, cólera), lágrimas ou recordações, não faça nada, sinta tudo o que se passa, sem se mexer, continuando a respirar.

– No fim da sessão, deseje à sua mãe a melhor evolução possível, faça uma saudação OM e estenda-se. Siga a respiração do ventre durante um breve momento ou deixe-se embalar pelo sono.

– Faça uma sessão por noite durante uma semana.

Na semana seguinte, realize as mesmas sessões com a fotografia de seu pai colocada no centro do triângulo, um de cujos lados estará paralelo a você. Em seguida, por mais uma semana, recomece com você mesmo. Encontre uma fotografia sua de quando era criança ou bebê e, desta vez, coloque-a atrás da única vela acesa. Não se esqueça de desejar a si mesmo a melhor evolução antes da saudação OM que encerra a sessão.

Esse desejo deve emanar de um sentimento de alegria e aceitação.

AFIRMAÇÃO

Sem dar tento disso, temos atitudes preconcebidas que determinam a nossa maneira de perceber o mundo ou de perceber-nos. Tais atitudes criam o nosso modo de agir e não passam de julgamentos ou apriorismos, existentes, portanto, antes da própria experiência. Elas emanam de nosso inconsciente, de modo que, no plano consciente, somos suas primeiras vítimas, já que o inconsciente é o mais forte. Em conseqüência disso, não temos a possibilidade de reagir com todo o conhecimento de causa, visto que operamos amiúde com atitudes da infância, que nada têm que ver com a realidade de hoje. Proponho-lhe aqui uma técnica para colocá-las em evidência.

Para começar, por exemplo, você pode fazer uso de temas importantes, como o amor, o sexo, a morte, o dinheiro e o poder.

– Na primeira noite, pegue um lápis e uma folha de papel e vá sentar-se no seu espaço pessoal.

– Faça uma saudação OM.

– Comece por algumas respirações alfa; em seguida, durante meia hora, anote tudo o que pensa sobre o sexo, por exemplo. Não se apresse; faça uma lista dos seus pensamentos e se, volvido um momento, nada mais lhe acudir, recomece fazendo respirações alfa até alguma coisa mais profunda aflorar à superfície; depois, continue a escrever.

– Após meia hora, faça uma saudação OM, guarde a folha de papel e esqueça-a.

– Na noite do dia seguinte, recomece.

– Faça uma saudação OM e, a seguir, algumas respirações alfa.

– Leia o que escreveu na véspera e, em outra folha de papel, transforme em frases positivas tudo o que notou de negativo. Se lhe acudirem novos pensamentos sobre o sexo, anote-os.

– Faça uma saudação OM e ponha os papéis de lado.

– Na terceira noite, após a saudação OM e as respirações alfa, contemple, com vagar, as duas listas e verifique de onde podem provir algumas de suas idéias a respeito. Sinta-lhes o conteúdo e o impacto emocional. Compare e adote os melhores pontos de vista, os que poderiam transformar suas atitudes automáticas, e tente assimilá-las como proposições que podem ser mais adequadas em sua vida atual, ou mais adequadas em relação às suas próprias experiências.

Utilize o mesmo processo com o tema do amor, da morte, do dinheiro e do poder, ou qualquer outro assunto que você queira aprofundar e esclarecer. Em seguida, ponha à prova o impacto dos seus novos pontos de vista nas situações que já conhece. A existência sempre lhe dará a oportunidade de tentar alguma coisa nova a fim de tornar-se diferente, mais autêntico.

O ADULTO E A CRIANÇA

De modo geral, pensamos ser uma só pessoa, mas em realidade trazemos em nós vários seres, várias vozes provenientes de planos e experiências diferentes. Quando dizemos que estamos cansados, desiludidos ou inquietos, quem fala e quem escuta? Não é por termos dor de dentes que todo o corpo está doente. Para chegar a tocar o ponto exato de onde provém a dor, podemos usar uma técnica muito simples, que consiste em empregar dois personagens que dialogam entre si. Um deles representa o papel da criança (o que tem queixas para formular, que sofre e está frustrado) e o outro representa o papel do adulto.

Definição do adulto

O adulto, ou o ser sábio, em primeiro lugar, é alguém sabedor de que existe sempre a possibilidade de escolha na vida e de que, no plano da realidade física, existe sempre uma solução prática para cada problema. Reporta-se às próprias experiências para responder à situação presente, sem utilizar as experiências que não lhe pertencem, sem utilizar seu medo, suas esperanças ou suas crenças. Não julga o outro pelas normas de uma moral qualquer, ciente de que existe todo um leque de sistemas morais. Quando se dá conta de que uma situação se estagnou, faz o necessário para que a energia volte a circular. Aceita a vida como ela é e tenta sempre elevar o diálogo. Tampouco é, necessariamente, o pai que tenta influir no espírito do filho para que este pense como ele, mas compreende a contradição que existe no outro e permanece neutro, embora procure dar conselhos práticos. De fato, graças ao seu poder de sedução (no bom sentido da palavra), mostra as portas que continuam abertas e sugere, propõe soluções. Sábio, está cheio de energia e de recursos.

Definição da criança

A criança, ou o ser emotivo e infantil, vive reagindo contra os acontecimentos da vida. Não tem escolha, pois depende (ou acredita depender) dos outros para viver física, psicológica e emocionalmente. Não sabe quem é nem o que pode fazer, pois imagina que o seu pensar é o reflexo da realidade. Por conseguinte, não aceita o que é e não pode responder a uma situação que o atemoriza ou faz sofrer. Muito sensível, mas inconsciente e ignorante, identifica-se com suas emoções de medo, alegria, pesar, cólera e tristeza porque não compreende que, na verdade, pode escolher.

Torna-se claro, então, que toda vez que nos sentimos decepcionados por alguma coisa ou por alguém, a criança que trazemos conosco sofre uma desilusão. A crença, o sonho é sempre desfeito pela realidade, pela vida como ela é, pelos fatos.

– Ponha duas cadeiras, ou duas almofadas, uma diante da outra, uma figurando o lugar do adulto, outra o da criança.

Comece sentando-se no lugar do adulto. Cumprimente a criança, peça-lhe notícias dela, pergunte o que acontece com ela. Mude, então, de lugar e responda ao adulto. Cumprimente-o e conte-lhe como se sente, explique-lhe o seu problema. Se a criança for tímida, volte para o lugar do adulto e anime-a, incutindo-lhe confiança, a fim de que ela se sinta em segurança.
Volte depois ao lugar da criança e fale.
Continue assim o diálogo e, mesmo que a criança esteja certa de ter razão, faça-a sentir que ela está no seu direito, mas que, em algum particular, não chega a ter o que deseja. O adulto deveria poder apaziguar a criança com amor e lógica e demonstrar-lhe que as coisas podem ser diferentes, propondo-lhe soluções. Continue até que a criança se sinta melhor e deseje experimentar alguma coisa nova. Remate sempre o diálogo fazendo o papel do adulto.

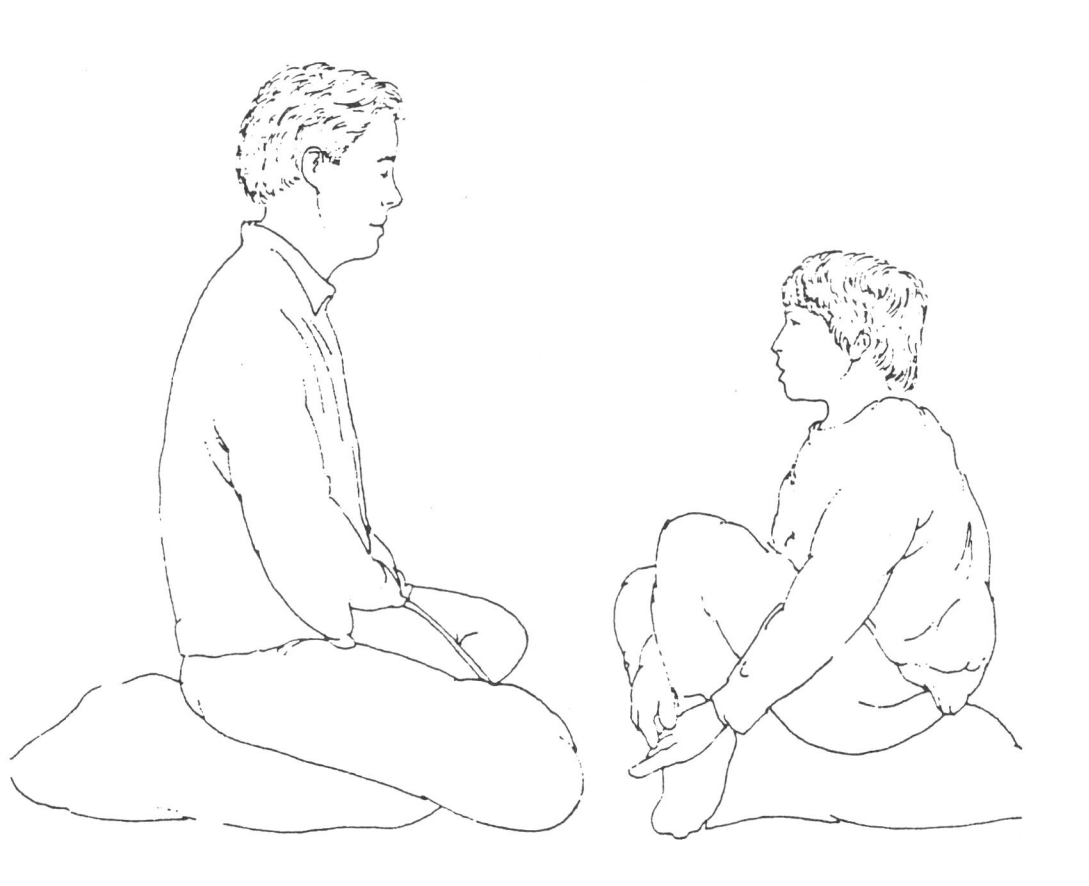

Durante este exercício você talvez se dê conta de que é antes um pai moralista que um adulto que tenta comunicar-se respeitosamente e procura resolver o problema. Não é fácil ser um bom adulto. Continue a praticar durante cinco dias consecutivos se quiser verdadeiramente aplicar-se à tarefa, ainda que lhe pareça difícil estabelecer uma distinção nítida entre os dois personagens.

Depois de certo tempo de prática, você poderá fazer uso dessa técnica cada vez que sentir sua criança interior amargurada. Feche os olhos, pense na criança e pergunte-lhe o que vai mal. Fique em silêncio interior e ouça-lhe a resposta. Pergunte-lhe, então, o que ela gostaria de ver acontecer e depois decida se a sua solução é aplicável ou não. Aceite pô-la em prática ou proponha-lhe outra coisa. Nesse momento intervém a escolha. Conscientize-se do fato de que, dentro de você, existe uma emoção infantil que traduz uma recusa em face de certa realidade. Por meio desse diálogo você encontrará sempre uma solução que reúne a realidade exterior às emoções interiores.

A PRAIA

Para se conscientizar do modo como o seu subconsciente o julga, você pode utilizar esta técnica, que faz parte da desipnoterapia.

Primeiro que tudo, leia o texto que se segue e grave-o. Um travessão representa um lapso de tempo de cinco segundos, mais ou menos. Leia devagar, com voz suave e respiração lenta.

Espere talvez alguns dias antes de fazer a viagem ao subconsciente, até perder a lembrança do texto, ou melhor, peça a um amigo que o grave para você.

– Estenda-se e, antes de acionar o gravador, faça um relaxamento de cerca de dez minutos.

– Feche os olhos, respire lentamente no peito, imaginando que durante a inspiração uma energia calma e fresca lhe penetra o corpo e durante a expiração você se livra de todas as tensões estagnadas em seu ser.

Em seguida, ligue o gravador e, olhando levemente para o terceiro olho, deixe-se levar pela imaginação. Você não precisa fazer nada, tudo acontece por si só.

Texto para gravar ou mandar gravar

No estado de relaxamento em que está agora – sempre alerta atrás das pálpebras cerradas – você se imagina e se vê numa praia de areia à beira-mar – num lugar aprazível – – – Seu corpo está lá, estendido na praia – distendido – e você vai agora deixar ali o seu corpo físico – enquanto o seu corpo astral dará, por um momento – um passeiozinho ao longo da praia – você está agora com o corpo astral – na praia – e caminha – Durante o passeio, avista uma falésia de argila – Aproxima-se da falésia e pega um pouco da argila – que você afeiçoa, modela – e com a qual faz uma estátua de si mesmo – – – –, cria a estátua de si mesmo – acrescenta-lhe ainda pormenores que lhe faltam e olha para ela – – – Depois encontra ali um recipiente – um balde com que as crianças brincam na areia – e enche o balde com água do mar, que está próximo – e derrama a água sobre a estátua que acaba de fazer – – e vê, então, aparecer outra estátua – diferente da primeira – que você contempla e cuja imagem guarda na memória – – – – Encontra depois, não longe dali, um pouco de lenha seca – e um isqueiro, ou palitos de fósforo, suficientes para fazer fogo – Você acende o fogo – pega a segunda estátua, coloca-a no fogo – e, enquanto a estátua se consome pouco a pouco – dela se desprende uma fumaça – para a qual você olha – prestando atenção à qualidade da fumaça – e à impressão que ela produz em você – – – e quando a estátua acaba de se consumir – você pega a fumacinha – prende-a no seu interior – – e com a fumaça no seu interior – retorna ao longo da praia – e volta para o seu corpo físico – – que está sempre lá – estendido – na areia – e que você reincorpora – Você reincorpora o corpo físico – – Está agora de novo no corpo físico – distendido – na areia – e sabe que cada vez que o desejar – poderá lembrar-se de tudo o que lhe aconteceu durante o passeio na praia – – – Agora vou contar de 5 até 1 – e, quando chegar ao 1 – você poderá abrir os olhos – em seu ritmo – estirar-se – e reencontrar-se no mesmo lugar – com a lembrança de tudo o que lhe aconteceu durante o passeio – – – Agora vou contar: 5 – 4 – 3 – 2 – 1.

Você encontrará a interpretação dos símbolos utilizados aqui no fim do livro (pág. 157).

COMO MARCAR UM ENCONTRO COM O PROBLEMA

Esta técnica nos ajuda a esclarecer nossas ações passadas, a fim de liberar o espírito para encetar as futuras.

Quando você se vir às voltas com um pensamento obsessivo ou uma preocupação incômoda durante suas atividades cotidianas, detenha-se onde quer que se encontre e marque um encontro com o problema. Diga-lhe que estará disponível em tal ou tal hora. Sobretudo não lhe dê o bolo, pois nesse caso se sentirá culpado por não ter respeitado as regras do jogo. Você acabará por sentir-se incomodado, perturbado dia e noite por essa questão lancinante.

– Na hora do encontro, recolha-se ao seu espaço de meditação, acenda uma vela, faça uma saudação OM e cinco minutos de respiração alfa (6-6-6-6, veja pág. 31).

Em seguida, faça um convite à sua preocupação, obsessão ou problema. Deixe-o expressar-se, praguejar, queixar-se, procurando sentir o que ele quer realmente traduzir. Aceite-o como manifestação real e tente encontrar-lhe uma solução. (Por exemplo, o problema: "Acho que você não deveria ter reagido tão violentamente ontem à noite." Você: "Por favor, explique-se." O problema: "Não deveria ter reagido daquele modo com aquela pessoa; este não é o momento de criar um inimigo. Agora, no plano profissional, você se arrisca a não obter o que desejava ao convidá-lo para jantar em sua casa ontem à noite." Você: "Sim, mas ele procedeu mal e eu não pude me conter, expondo-lhe a minha maneira de pensar," etc.) Tente encontrar uma solução concreta que não o deixe em contradição consigo mesmo e agradeça ao problema o haver insistido com você para escutá-lo. Se não encontrar nenhuma resposta no momento, prometa-lhe achar uma e marque outro encontro com ele.

O essencial é que você não se contradiga interiormente no fim do diálogo, ainda que não esteja tudo resolvido.

Termine com uma saudação OM.

COLOCAR SUAS FALTAS NUM CALHAU

Saia para um longo passeio na praia ou à beira de um rio e, enquanto caminha, apanhe os calhaus mais bonitos que encontrar. Em seguida, sente-se um momento e escolha o que mais o atrai. Leve-o para casa e vá sentar-se no seu espaço pessoal. Deposite-o à sua frente, recubra-o com a mão direita e leve a esquerda ao coração.

OS PRECEITOS DO CASAL

A relação mais preciosa que pode existir no seio do casal é a amizade.

Pedi um dia a um Mestre que celebrasse meu casamento. Ele se recusou mas deu-me em vez disso o maior dos presentes, dizendo-me: "Se você seguir estes preceitos, o casal retirará deles o maior benefício:

" – Seja feliz independentemente do outro.
" – Nunca faça promessas.
" – Não considere o outro adquirido, mas seja feliz por ele ainda estar hoje com você."

Pense, a seguir, em tudo o que você fez de mal (ou em tudo o que julga ser mau) durante o dia, ou em todos os juízos negativos que formulou, ou em todas as faltas que cometeu, e transfira tudo isso para o calhau. Extirpe todo o mal do seu corpo e, quando se sentir vazio, prosterne-se pedindo à existência que o perdoe; em seguida, agradeça-lhe.

Você pode fazer essa meditação todos os dias, ou cada vez que se sentir acabrunhado pelo peso dos seus erros, das suas faltas. Quando sentir que o calhau está cheio, vá lavá-lo alegremente na água corrente, até deixá-lo limpo. Recoloque-o depois no lugar. Utilize-o quantas vezes quiser, até que isso já não seja necessário, pois o conceito de culpa, de pecado, não é natural. Não o jogue fora antes de estar certo de que não precisa mais dele. Você pode também levá-lo ao seu terapeuta ou guardá-lo consigo, se for um grande pecador!

O TANTRA

Pergunta: A via última é individual.
Pode você explicar a função do outro no casal e a busca do nosso ser interior?

— Urge compreender uma coisa assaz complexa. Se você não está apaixonado, está isolado; se está apaixonado, apaixonado mesmo, está só. O isolamento é tristeza. O estar só não é um estado triste. No isolamento você tem o sentimento de estar incompleto, tem necessidade de alguém, e a pessoa desejada não é competente (não está disponível). O isolamento é uma noite sem luz, uma casa escura à espera de alguém que venha alumiá-la. O estar só não é uma tristeza. O estar só traduz o sentimento de que você se basta a si mesmo. Não temos precisão de ninguém, somos suficientes, e isso ocorre no estado de amor. Os amantes ficam sós. Através do amor realizamos a plenitude do nosso ser interior. O amor nos torna completos. Os amantes partilham, mas o que transborda não é a sua necessidade, é a sua energia.

Duas pessoas que se sentem isoladas podem fazer um contrato, podem encontrar-se, mas não estão apaixonadas, continuam isoladas. Simplesmente não o sentem, porque dizem a si mesmas: "A outra está ali, eu não estou isolada." A miséria multiplica-se. É impossível duas tristezas tornarem-se uma alegria, uma totalidade. Como elas se exploram, sua felicidade é uma ilusão. O verdadeiro amor não é uma tentativa de evitar a solidão. O verdadeiro amor transforma a sensação de isolamento em tomada de consciência da solidão (da nossa condição ontológica essencial enquanto ser singular, só, único). Se você ama o outro, ajuda-o a ser só (a viver sua solidão). Você não procura completar o outro, de uma forma ou de outra, com sua presença. Não, você o ajuda a ser só, a ser tão cheio do seu ser que ele não precisará de você. A ser, antes de tudo, totalmente livre. E a partilha (a troca) dessa liberdade é possível. Damos muito, não por necessidade ou por contrato, mas porque o ser transborda e isso lhe causa prazer. Os amantes (os que se amam) são sós. O verdadeiro amante nunca destrói a nossa solidão – respeita-a. Ela é sagrada, e ele não intervém para perturbar o nosso espaço, não o estraga. Mas as coisas não acontecem assim. Os apaixonados, os que chamamos de apaixonados, têm muito medo da solidão do outro, de sua independência, pois pensam que, se o outro for independente, já não terá necessidade deles. A mulher, então, tenta tornar o marido dependente dela para sentir-se indispensável, e o marido procura continuamente, por todos os meios possíveis, fazer que a mulher continue dependente dele, para poder sentir-se imprescindível. É um negócio, um contrato, e há um conflito, uma luta. Luta, porque todo o mundo necessita ser livre.

O amor aceita a liberdade do outro. Não somente a aceita, mas a reforça. Tudo se destrói. A liberdade de expressão não é o amor. O amor e a liberdade andam a par um do outro, como as duas asas de um pássaro.

Faça disso o seu critério. A liberdade é o seu critério. O amor dá a liberdade, libera-o, torna-o livre; e, quando você se sente reconhecido a quem o ajudou, o reconhecimento é quase religioso, você reconhece o divino no outro. Ele o libertou. O amor não se tornou possessivo. Quando se deteriora, desaparece, o amor torna-se possessão, ciúme, luta pelo poder, dominação, mil e uma coisas, todas feias. Quando vive realmente, o amor é uma liberdade total, absoluta.

O tantra é amor puro. É a metodologia que depura o amor dos seus venenos. Do seu amor o outro sai intacto, pois o amor dá liberdade. E à sombra (proteção) do seu amor o outro desabrocha. Todo crescimento precisa de amor, mas de um amor incondicional. Se o amor impõe condições, o crescimento não pode ser total, pois as condições são uma interferência. Ame incondicionalmente. Sem nada pedir em troca. Nesse caso, muitas coisas se produzirão por si mesmas. Não intervenha, deixe acontecer. Não seja mendigo; no amor, seja imperador. Dê, e receberá mil vezes mais em troca... Mas precisamos aprender a lição, pois do contrário ficamos avaros. Damos pouco e esperamos muito, e a nossa espera, a nossa espera destrói uma coisa linda.

Quando você fica na espera, o outro se sente manipulado. E, quando nos sentimos manipulados, rebelamo-nos, porque toda exigência do exterior nos divide, toda exigência é um crime contra nós, polui a nossa liberdade. Já não somos sagrados, já não somos o fim (completo, aqui e agora), somos usados como meio. E a coisa mais amoral do mundo é usar alguém como meio.

Cada ser é um fim em si mesmo. O amor nos trata como um fim. Não esperamos aqui para ser uma espera.

O tantra é a forma mais alta do amor. O tantra é o ioga do amor. Portanto, há coisas que têm de ser rememoradas. Ame, não como necessidade, mas como partilha. Ame, mas sem nada esperar. Dê. Ame, mas não se esqueça de que o seu amor não deve ser uma prisão para o outro. Ame, mas seja atencioso, você está entrando no mais divino, no mais puro dos templos.

Estar só quer dizer estar em sua pureza. Estar só quer dizer que você é simplesmente você e mais ninguém. Você está em êxtase diante do fato de ser você mesmo.

Os apaixonados sentem, agradecidos, que o seu amor foi aceito, porque se acham tão cheios de energia que precisam partilhá-la com outro. Como a flor tão cheia de perfume que precisa soltá-lo ao vento. Há duas formas de amor. A primeira: amar quando se sente isolado numa necessidade, você dirige-se para o outro. A segunda: amar quando não se sente isolado, mas só. No primeiro caso, você vai procurar alguma coisa. No segundo, vai dar alguma coisa. A pessoa que dá é um imperador.

Não se esqueça, o tantra não é um amor comum. Não tem nada que ver com a paixão. É a transformação da paixão em amor. A busca final é individual, mas o amor nos torna individuais.

O amor deve dar-lhe a liberdade – não aceite nenhuma outra coisa. O amor o deixa qual nuvem branca, completamente livre para viajar num céu de liberdàde, sem raiz. O amor não é um apego, a paixão é.

O amor e a meditação são os dois lados da mesma moeda. Se meditar, você descobrirá o amor; e, se realmente amar, o seu amor se tornará uma meditação.

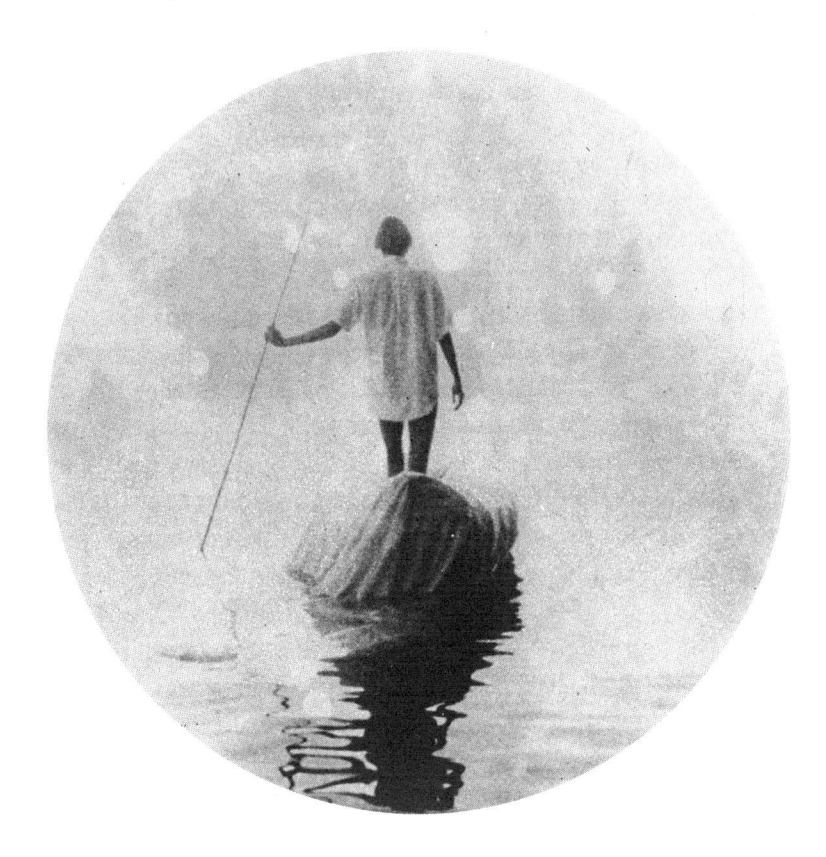

FALA UM TERAPEUTA

Os muros da sua vida parecem de pedra, mas alguns são de papel. Empurre apenas um pouquinho mais do que se atreve a empurrar, com a verdade mais central do seu ser, e eles talvez caiam; e você terá a surpresa de encontrar-se num espaço novo, onde ninguém mais já se encontrou. E descobrirá ali uma luz que ninguém mais terá visto, sabores que nenhum lábio terá provado, uma música que só você terá ouvido.

Tenha um pouquinho mais de coragem do que a permitida pela prudência, seja um pouquinho mais verdadeiro do que o conveniente, siga o seu impulso, a luz do seu próprio coração, a estrela do seu centro psíquico, e você herdará o mundo.

Nem sempre será feliz, nem sempre terá razão, mas se perseguir a meta de sua vida, que é o movimento exterior do seu gênio original, dessa coisa da natureza que existe somente em você, desmagnetizará e liquefará a cortina de pensamentos que o separa da beleza do mundo.

Viverá aquilo que parece, aos que se perderam nas tentações da ortodoxia, uma vida milagrosa, e preservará na velhice o espírito da infância, mesmo que nunca tenha tido infância quando era pequeno.

Em certo sentido, não posso dizer-lhe como começar a viver sua própria vida, como realizar aquilo para que nasceu e como tornar-se o que é, porque você já começou.

Ainda que esteja acorrentado ao emprego mais estúpido, acuado pela mais paralisante das obsessões ou neuroses, atrelado à mais idiota terapia ou profissão, aprisionado pelo mais insensato dos casamentos, você já pertence à sua liberdade. Há em você outro homem ou outra mulher, que se mexe com você, e essa criatura é tão livre e bela, tão grande e cheia de graça quanto qualquer príncipe ou princesa de conto de fadas. Mas não é fictícia. É exatamente da mesma carne e do mesmo sangue que o resto do seu ser, seu servidor-usurpador, seu disfarce, o jogo que ele, em seus tenros anos nesta terra, foi obrigado a jogar para sobreviver. A ficção é você, e não ele.

Se bem eu não possa dizer-lhe como começar a ser você, posso oferecer-lhe uma parte essencial da informação, sem a qual você não pode vir a ser o dono de sua vida, ou seja: a sabedoria do gênero humano é irreal, senão na medida em que você a crê real. Seus pais, seus mestres, seus terapeutas, os legistas, filósofos, artistas e mestres espirituais, incluindo Jesus e Buda, com a totalidade dos seus comentadores e discípulos, são todos despropositados, a não ser na medida em que você lhes confere autoridade.

Só você é real, só você. O que está no seu interior é absolutamente real, e se você agir baseado nisso, com o seu melhor bom senso, por mais estúpido que ele possa parecer, e sua profunda boa vontade, por mais egoísta que ela possa parecer, sua vida assumirá, por etapas, uma qualidade de magia, um sentido, e seu coração uma plenitude de compaixão, porque você estará em marcha consigo mesmo, com sua imortalidade e seu sofrimento. Coisas estranhas e maravilhosas começarão a surgir em você, e estranhos e maravilhosos acontecimentos começarão a ocorrer fora de você.

Max Furlaud

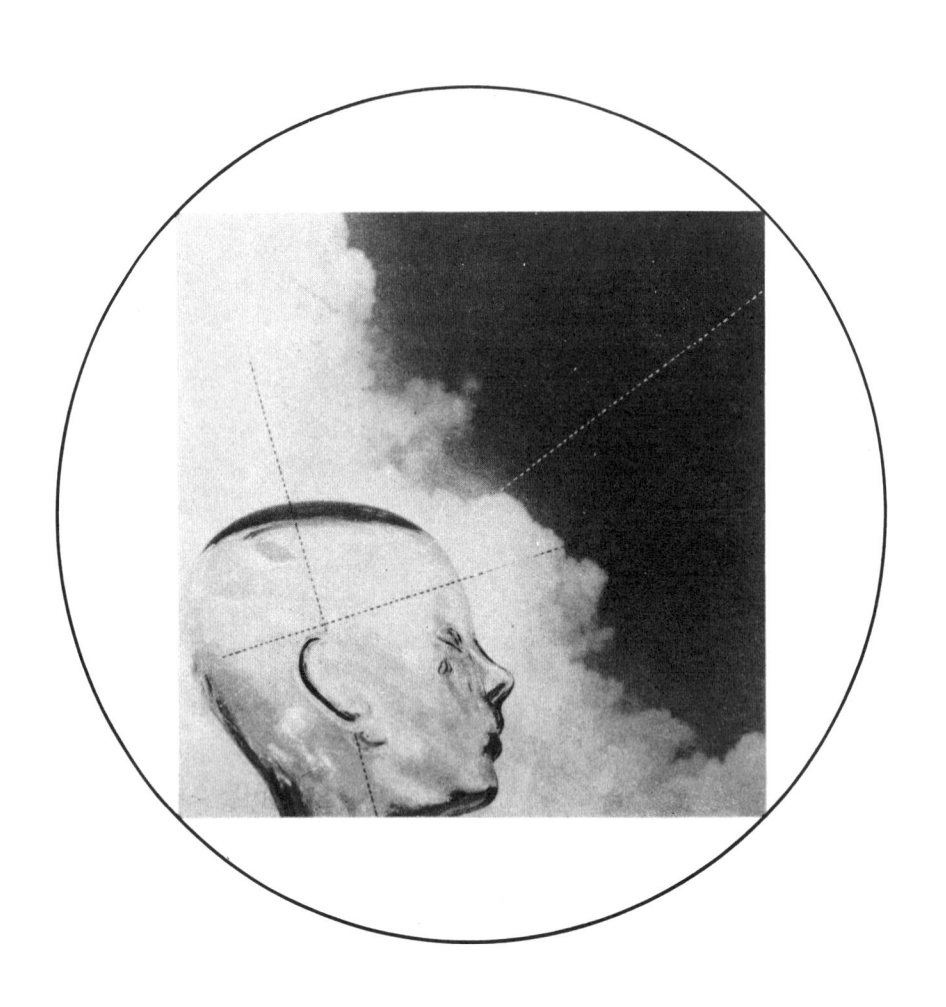

6

O IMAGINÁRIO, O TEMPO E O ESPAÇO

Nós chegamos ao mundo habitados por uma consciência que existia antes do nosso corpo. Ela continuará a existir após a morte desse corpo e faz a conexão entre o mundo manifesto e o mundo não-manifesto, pois tem a possibilidade de viajar no mundo do invisível e alimentar o corpo por meio da energia cósmica.

Todos temos, em certos momentos, vontade de desaparecer, de livrar-nos do corpo e dos seus entraves. Educados para produzir, aparecer, temos o desejo de projetar-nos no tempo e no espaço, dilatar-nos até o infinito para provar outras formas de energia, esquecer nossas responsabilidades e obrigações.

Que temos à nossa disposição para satisfazer esse desejo?

Técnicas como a viagem astral, o xamanismo, a mediunidade, etc., e métodos de relaxamento profundo, de indução no mundo da fantasia, ou a telepatia (colocar-se no mesmo comprimento de onda mental) e a telemoção (colocar-se no mesmo comprimento de onda emocional). Aqui, deixaremos de lado as técnicas que necessitam de guia e iniciação particular, pois não se trata de nos lançarmos na viagem astral, por exemplo, sem sermos acompanhados e vigiados. Disso podem resultar, às vezes, experiências bastante desagradáveis que ameaçam perturbar nosso equilíbrio físico e psíquico.

Em compensação, o que queremos estabelecer aqui de maneira acessível é a possibilidade de utilizar o imaginário para sermos mais criativos em nossa própria vida.

Todos temos, em dado momento, o desejo de ser criativos, mas não raro confundimos a criatividade com a arte, quando não é imperativo ser artista para ser criativo.

Podemos sê-lo todas as manhãs, com a possibilidade de criar o quadro do nosso dia, matizar-lhe os tons ou modelar-lhe a forma com toda a liberdade. Para tanto, imaginemos o nosso dia como desejamos que ele se desenrole, conservando embora os dados objetivos. Enviado para o cosmo, esse quadro volta-nos carregado da energia necessária à sua realização efetiva.

Trata-se, com efeito, de sensibilizar-nos para outras formas de criação, de utilizar a noção de entrega para entrar em contato com diversas formas de energia. Não se trata de aumentar nosso próprio poder e de fazer assim o jogo do ego, mas, na verdade, de entregar-nos a alguma coisa que nos excede, de relaxar nosso poder de controle para enriquecer-nos de novas experiências.

Pois essas viagens pelo imaginário nos ajudam a desapegar-nos da visão estreita da nossa vidinha, abrem-nos para uma concepção mais global da marcha do universo e fazem-nos sentir que pertencemos a esse movimento inexorável. A sensação de pertencer nos torna mais confiantes e abertos.

Então, em lugar de fugir da realidade, perdendo-nos em nossos sonhos e fantasias, viajemos conscientemente nesses mundos para regenerar-nos e, em seguida, para retornar à superfície providos de renovada energia para a nossa vida cotidiana.

O RELAXAMENTO

Sucede-nos, às vezes, sentir-nos submergidos por todas as nossas atividades, por todos os pensamentos que nos cruzam o espírito; e, exacerbados, confusos, tensos, já não podemos ser eficazes em nossas ações, nem justos com as pessoas que nos cercam. Projetados sem cessar para a frente pelo excesso de pensamentos e de energia nervosa, deixamos de estar presentes.

O relaxamento aqui oferecido pratica-se como uma etapa de restauração, como, por exemplo, quando você termina alguma coisa e vai dedicar-se a outro gênero de atividade.

Conforme o tempo de que dispõe, conceda a si mesmo de dez a trinta minutos para desaparecer em seu campo bioenergético a fim de eliminar o excesso de tensão, como se fosse mergulhar num rio para se desembaraçar da poeira grudada na pele.

– Estenda-se, feche os olhos, coloque os braços ao longo do corpo ou ponha as mãos sobre o peito.

– Fixe ligeiramente o terceiro olho e concentre toda a atenção na respiração.

– Deixe que ela se faça, quer respire no ventre quer no alto do peito. Basta que a observe, sem modificá-la, porque ela se faz sem você. Tome consciência do seu ritmo, da subida do ar durante a inspiração, do peito que se esvazia durante a expiração.

Cada inspiração lhe traz frescor, calma. Cada expiração o livra das tensões, dos excessos.

– Sensibilize-se para esse ritmo, como se estivesse ouvindo uma melodia muito suave.

– Continue a fixar o terceiro olho, ajude-se visualizando um lago, uma praia, as ondas que vão e vêm, num ritmo imutável.

– Escoado o tempo concedido a si mesmo, reabra os olhos, mova lentamente braços e pernas. Você ficará surpreso, às vezes, por encontrar-se onde está.

Desse relaxamento você emergirá restaurado, alerta, presente e pronto para encetar uma nova atividade.

A CRIAÇÃO DE UM ESPAÇO REGENERADOR

Para constatar *de visu* o efeito que certas visualizações podem ter sobre sua energia magnética, faça a seguinte experiência:

Peça a um amigo que estenda os braços e visualize, de olhos fechados, um momento de sua vida em que ele se sentiu muito bem. Dê-lhe tempo suficiente para lembrar-se de tudo, depois tente arriar-lhe os braços, empurrando-os com firmeza para baixo.

Você concluirá que é muito difícil fazê-lo abaixar os braços. Experimente, então, a mesma coisa enquanto seu amigo visualiza um momento de sua vida que lhe foi particularmente difícil viver.

Desta vez será fácil para você colocá-lo em dificuldades.

A experiência prova que as visualizações positivas têm o poder de devolver-nos a força e a energia.

Para aproveitar esse fenômeno, você pode utilizar a construção no imaginário de um lugar com que sempre sonhou e no qual poderá estar a qualquer momento para haurir novas forças.

— Sente-se na posição de lótus ou semilótus, faça uma saudação OM e feche os olhos.

— Faça um pouco de respiração natural pelo ventre (veja pág. 29).

— Depois que se sentir centrado, imagine um local magnífico no meio do qual se ergue a casa de seus sonhos. Visualize a casa e os arredores. Solte a imaginação; ali tudo é possível. As normas já não existem. Visualize as formas, as cores, sinta o prazer que experimenta vivendo ali.

— Em seguida, estenda-se no seu espaço, coloque as mãos sobre o ventre e visualize-se na mesma posição descansando no lugar imaginário, lugar que você ama porque é exatamente como o quis. Nesse lugar não há perigo, pois ali só se encontram os seres, animais, objetos e formas da natureza que você desejou colocar nele.

— Depois que se sentir descansado, torne a sensibilizar-se em relação ao seu corpo, sente-se de novo e faça uma saudação OM.

Você pode igualmente utilizar esse exercício voltando aos lugares que realmente existiram, nos quais sentiu um bem-estar particular quando os visitou e dos quais saiu com a sensação de ter recuperado a energia, de ter-se regenerado.

O ENCONTRO NO ESPAÇO

Esta técnica belíssima destina-se aos casais que gozam de grande afinidade emocional, que desejam encontrar-se psiquicamente no tempo e no espaço, quando precisam separar-se por algum tempo.

Ela não tem relação alguma com a telepatia, que é uma comunicação por meio do pensamento, mas está mais próxima do que se pode denominar "telemoção", que é um meio de comunicar-se por via dos sentimentos.

Seu bom êxito depende sobretudo da clareza da emoção contida no coração de cada um, da força que liga os dois seres e de sua capacidade de visualização.

– Decidam juntos a data e a hora do encontro, quando cada qual especificará o lugar que escolheu para ele.

– Ao aproximar-se a hora, sente-se no lugar escolhido, faça uma saudação OM e comece executando algumas respirações alfa. Uma vez que vocês se sentem presentes, visualize com muita precisão o lugar em que se encontra o outro e, em seguida, visualize o outro nesse lugar.

– Quando a imagem é nítida, sinta o outro emocionalmente, ou como o sente no coração, e envie o sentimento através de todo o corpo, da cabeça aos pés.

– Como você está cheio desse sentimento, diga-lhe interiormente tudo o que deseja fazê-lo sentir. Todo o corpo participará dessa festa, dessa união.

– Agora envie toda a energia de amor para o espaço, no interior de uma bola de luz, para o lugar preciso onde se acha o outro.

– Em seguida, deixe-se ficar ali, vazio, sinta a comunhão com o outro e permaneça aberto para receber-lhe a mensagem. Demore-se pelo menos vinte minutos, ou mais, se sentir alguma coisa muito intensa.

– Termine com uma saudação OM.

CONSTRUIR POR MEIO DO IMAGINÁRIO

Um artista meu amigo, que trabalha com crianças para cultivar-lhes a imaginação visual, levou-as a um grande parque. Ali, pediu-lhes que construíssem um parque de diversões imaginário. Uma das crianças colocou uma grande roda à esquerda do parque, descrevendo-a exatamente como a via. Cada criança pôde igualmente vê-la. Outra colocou um carrossel no meio do parque e descreveu-o. Estavam todas excitadíssimas construindo o parque, e cada qual expôs a sua idéia. No fim da tarde, contemplaram, extasiadas, a sua criação.

Uma semana depois, meu amigo as levou ao topo de um arranha-céu para mostrar-lhes a cidade vista de cima, a fim de que tivessem dela outra visão.

De repente, uma das crianças apontou o dedo numa direção e disse: "Olhem o nosso parque de diversões; ele tem mesmo um ar grandioso visto daqui!" E todas as crianças concordaram.

Essa história prova que tudo o que imaginamos visualmente nos fica na memória. Temos todos, enquanto seres humanos, aptidão para visualizar. Além de aproveitar esse trabalho no simples plano visual, podemos empregar nossa aptidão em fins concretos, como âncoras mnemotécnicas, ou para tornar nossa vida cotidiana mais interessante. Essa faculdade pode mudar os nossos estados de humor, criando outro mundo ao redor.

Você pode, por exemplo, construir uma pirâmide imaginária que tem o poder de regenerá-lo e que engloba a poltrona em que você descansa ao voltar do trabalho. Ficará surpreso ao ver que ela, efetivamente, o regenera. Você pode também inventar um despertador que toque na hora precisa para acordá-lo de manhã.

Se precisar lembrar-se de alguma coisa importante, coloque uma bandeira imaginária sobre o espelho do seu banheiro e a verá na manhã seguinte.

Antes de cada visualização, leve algum tempo fazendo respirações alfa (cinco minutos), a fim de reforçar o impacto de suas projeções visuais.

PROJEÇÃO DE FORMAS GEOMÉTRICAS NO TEMPO E NO ESPAÇO

Esta técnica, que você pode experimentar por ocasião dos seus deslocamentos cotidianos ou por ocasião de viagens mais importantes, é, na verdade, um jogo de projeção no tempo e no espaço com a ajuda de visualizações de formas geométricas.

Ela aumenta a nossa percepção do tempo e do espaço nos quais nos movemos e nos torna mais precisos durante os nossos deslocamentos. (Não raro tendemos a vivê-los como tempos mortos.)

Primeiro que tudo, será preciso escolher uma figura geométrica entre as três seguintes: ▲ ■ ●

Ela será seu ponto de referência durante toda a viagem. Para isso, pinte cada forma de preto sobre branco em cartõezinhos e comece fixando uma das figuras durante cinco minutos, sem piscar os olhos. Depois feche-os e tente reproduzi-la interiormente em branco sobre preto. Faça o mesmo com as duas outras. A que você tiver maior facilidade em reproduzir será a sua.

Antes de partir, comece reproduzindo a figura no chão, caminhando. É o ponto A. Em seguida sente-se e, de olhos fechados, projete-a no lugar a que você se dirige. É o ponto B.

Se conhece o itinerário que vai seguir para efetuar a viagem, visualize-o com o maior número possível de pormenores. Vá até o ponto B, depois volte ao ponto A, acrescentando-lhe a qualidade emocional que gostaria de sentir no fim da viagem.

Quando partir, guarde a figura geométrica na memória e, em chegando ao ponto B, encontre-a à sua volta. Se não vir nenhum objeto que a imite, reproduza-a no chão caminhando. Depois, ao se encontrar de novo no ponto A, reencontre a forma projetada ou reproduza-a.

Se partir sem conhecer o itinerário nem a sua meta, repita o processo, mas, em vez de visualizar as minúcias do percurso, envie sua forma geométrica na direção da meta a ser alcançada, sentindo que chegará lá são e salvo e que reencontrará a mesma forma ao chegar.

Você pode igualmente pegar um mapa de estradas e nele traçar linhas retas entre os diversos pontos que constituirão os lugares principais do itinerário que pretende seguir. Isso lhe dará uma forma geométrica específica.

Feche, então, os olhos e reproduza-a interiormente. Lembre-se disso durante a viagem e terá a impressão de estar em diversos planos de existência ao mesmo tempo: o presente (onde você está), o passado (de onde partiu) e o futuro (para onde se dirige).

Ao ir você talvez se encontre consigo mesmo voltando ou, ao voltar, começando a viagem.

Dessa maneira, com esta técnica você poderá sentir o movimento completo que efetuou no espaço e se lembrará muito bem de tudo o que aconteceu.

A REGENERAÇÃO POR MEIO DE UMA ESTRUTURA PIRAMIDAL

Os egípcios utilizavam as pirâmides de quatro lados a fim de conservar os mortos. Elas se fundam numa concepção precisa da condução de energia e têm o poder de energizar, de conservar, secando e atalhando o fenômeno da putrefação.

Às vezes são utilizadas pelos jardineiros, que colocam quatro pauzinhos sobre certas plantas que precisam ser regeneradas.

Esse gênero de estrutura também pode ser muito benéfico para nós. Fabrique uma pirâmide tomando por modelo a de quatro lados e coloque-a no seu espaço pessoal para sentar-se debaixo dela a fim de regenerar-se.

Estenda-se debaixo dela durante vinte minutos, por cinco dias consecutivos, para sentir-lhe os efeitos, ou utilize uma menor, para conservar frutas ou regenerar plantas.

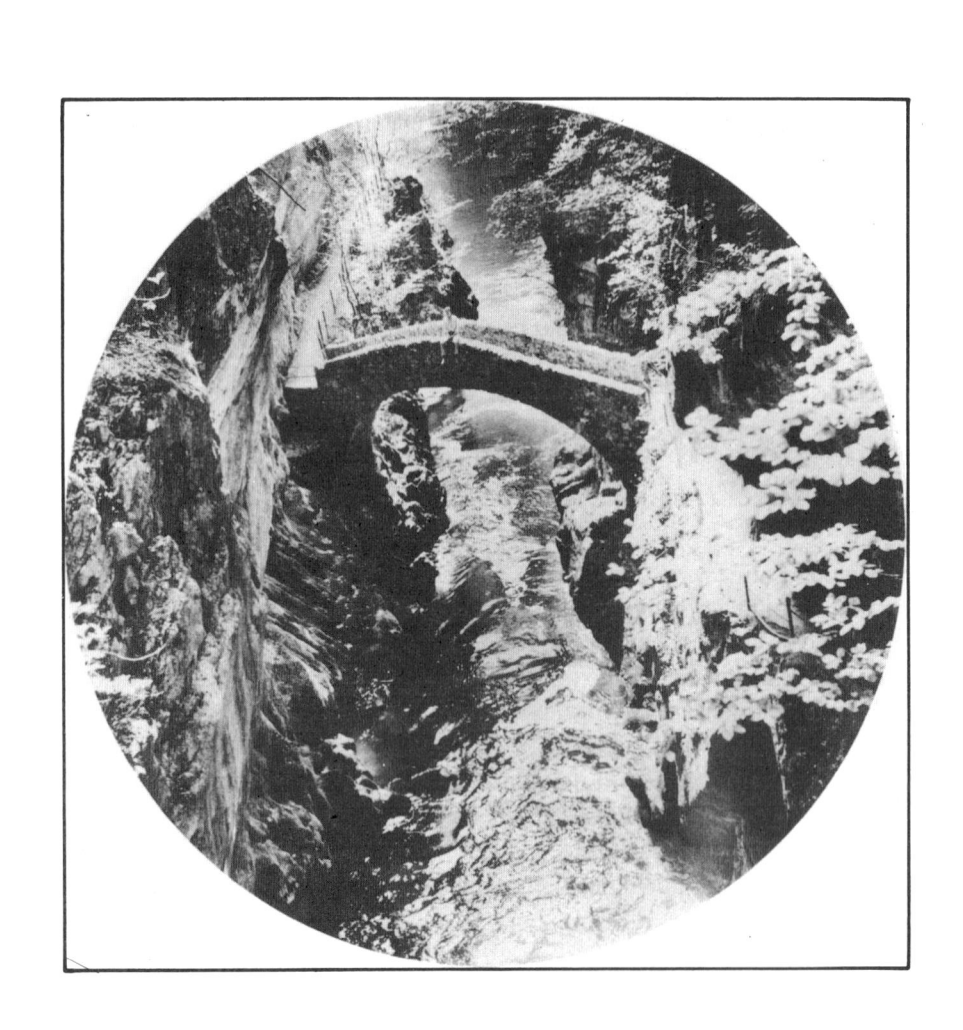

7

VIPASSANA

A última parte deste livro é consagrada à forma fundamental de meditação, a que consiste em abrir-se para a qualidade interior do meditador.

Vipassana não é uma técnica de meditação, pois, ao contrário de tudo o que foi apresentado até aqui, não tem objeto nem sujeito. Seu único objetivo – se é que tem algum – é o de conduzir-nos à serenidade. Não se trata de entrar em meditação de repente, sem nenhuma preparação. É preciso que tenhamos previamente purificado o corpo de suas toxinas e o psiquismo de suas antigas feridas, por meio das técnicas que florescem atualmente no Ocidente.

Tendo decifrado nossa história subjetiva, tendo-a compreendido, reconhecido e aceito, sendo capazes de rir e amar, podemos pretender entrar em "estado de meditação".

Não há dúvida de que qualquer um de nós pode sentar-se com as costas mais ou menos retas, as pernas mais ou menos cruzadas e permanecer mais ou menos tempo nessa posição, mas isso não faz de ninguém um meditador. Sim, podemos chegar a uma espécie de paz interior que parece dar frutos, mas essa impressão, na realidade, dá mais poder ao mental na sua batalha para impedir que se desvelem os seus mecanismos. Ele não quer morrer. Mas num espaço de tempo mais ou menos longo, sua queda é inevitável, pois toda a energia que ele utiliza para reprimir o assomo das emoções e dos pensamentos volta sempre à carga.

Praticar a meditação nessas condições não constitui o caminho da libertação, mas nos mantém num estado de sujeição ao ego. É evidente que podemos "fazer" meditação durante anos, mas, no fim das contas, não seremos libertados nem do nosso mental, nem da nossa subjetividade, nem das nossas atrações, nem das nossas repulsões, nem dos nossos desejos, nem dos nossos medos. Ainda estaremos "fazendo". Vipassana não exige nenhuma disciplina particular. Ela não funciona no seio da dualidade entre o objeto da concentração e o sujeito concentrado no objeto.

Com efeito, "o que medita" desaparece, o que está fora está dentro, o que está dentro está fora. A consciência é então não-dual, não tem conteúdo particular, reflete simplesmente o que é. Não há mais ninguém para perguntar, procurar, recordar, prever, comparar, ninguém para desejar uma experiência transcendente. Esvaecido esse último desejo, o meditador, em estado de alheamento, "é" aqui e agora. Nesse estado, a introvisão ou o *satori* podem produzir-se. Podemos traduzir essas palavras por "modo de penetração intuitiva da natureza da realidade sem passar nem pelas palavras nem pela sensorialidade".

É fora de dúvida que, quando começamos a sentar-nos regularmente em silêncio, muitas imagens, pensamentos e emoções afloram de novo à superfície. Convém apenas observá-los e deixá-los partir sem transformá-los.

Pouco a pouco, momentos de silêncio, de espaço puro e de transparência aparecem. Aos poucos, esse estado torna-se natural e podemos vivê-lo permanentemente.

Fazemos sempre as mesmas coisas, realizamos sempre as mesmas tarefas. Só mudou a nossa qualidade interior.

Extraordinariamente ordinários, somos senhores de nossa vidazinha e servidores da grande vida.

VIPASSANA

Sentados em lótus ou em semilótus, pernas esticadas, *costas retas*, olhos cerrados ou recobertos por uma faixa, boca entreaberta, ficamos em silêncio por quarenta minutos.

Observe o que se passa através do seu mental, seus pensamentos, suas emoções, sem os julgar nem transformar.

Se o afluxo desses pensamentos e emoções se tornar incômodo, tente observar sua respiração. Tome consciência do seu ritmo sem modificá-lo e sem contar inspirações e expirações.

Nos nossos grupos de meditação, organizamos uma estrutura de três dias completos sem falar, sem ler, sem escrever, sem olhar nos olhos dos outros, sem tocar em ninguém. Tudo está previsto para que os participantes estejam num ambiente de respeito e amor. Alimentados, protegidos, cria-se um espaço a fim de que cada qual possa ser a testemunha de seu mundo interior e, assim, encontrar-se a si mesmo.

No transcurso do primeiro dia, o mental se agita e reage duramente ao silêncio. Sente-se abandonado e não aceita o conceito do não-agir. Mas depois dos três dias, todos os participantes voltam para a sua vida cotidiana com o sentimento de se terem regenerado e de terem esclarecido alguns de seus mecanismos inconscientes. Dificilmente se poderá exprimir a beleza desse grupo. No decorrer das sessões, uma energia poderosa começa a circular entre os participantes. O silêncio, que é o seu vetor, faculta a cada pessoa o ato de amor de ser sua própria testemunha, de poder amar-se a si mesma. É o silêncio que faz a força do grupo.

Fique no mundo, em todo o seu absurdo, em toda a sua insensatez, em todo o seu barulho, e, apesar disso, mantenha-se alheio a ele. Fique no mundo mas não seja do mundo. Deixe a vida passar ao redor de você. Não há precisão de fugir, não há para onde ir. E mesmo que você consiga escapar, isso não lhe transformará o ser, o mental permanecerá o mesmo.

O melhor é utilizar o mundo como uma oportunidade, uma ocasião imensa, um dom preciosíssimo de Deus e um meio de aprender. O mundo é "uma fábula contada por um idiota, cheia de ruído e de furor, que nada significa". Mas é muito fácil deixar-se apanhar na armadilha, porque o idiota não está apenas fora: está também no interior. Nosso mental faz parte da fábula contada pelo idiota e gostaria de encontrar um significado, embora, na verdade, não exista nenhum. Todo o significado está no coração do seu ser. O mundo é só barulho e nele não se encontra música nenhuma. A música está no seu próprio âmago, e ela tem de ser ouvida em meio a todos os rumores deste mundo. Nesse momento, o ruído, que não é mais que uma tela de fundo, em segundo plano, converte-se num contexto. Você poderá ouvir a sua música interior mais claramente por causa do ruído. E ele deixa de ser uma fonte de estorvo, ou melhor, torna-se uma ajuda.

LÉXICO

Estado de estresse: resposta do organismo a um estado de tensão causado por fatores fisiológicos e psicológicos de agressão e por emoções negativas ou positivas.

Estar centrado: nos momentos que exigem ação (profissão, atividades esportivas, intelectuais, criadoras, etc.), só se deve ver e sentir o que é exigido pela atividade do instante, ao mesmo tempo que se tem uma visão global da continuidade em que ela se inscreve.

Hara: ponto situado dois dedos abaixo do umbigo. Muito utilizado nas artes marciais, é o ponto da ação total, do poder original forte e ativo, que se regenera perpetuamente.

Mantra: palavra sânscrita cantada com o fim de criar certa qualidade de vibração, segundo as circunstâncias.

Mudra: posição do corpo usada com o intuito de abrir-se a pessoa para uma energia particular, conforme o momento ou a finalidade a ser atingida.

OM: o mantra mais utilizado pelo seu poder de criação. É universal.

Terceiro olho: é a glândula pineal, ou epífise, situada debaixo do coxim do corpo caloso (corpo caloso: faixa medular que reúne os dois hemisférios do cérebro) entre os tubérculos quadrigêmeos anteriores.

Também denominado "tela interior", .é o ponto de fixação da consciência sintética, dá uma continuidade de consciência aos diferentes planos e assegura-lhes a síntese.

Ao evoluir, ao abrir-se, esse "ponto psíquico" toma a forma de uma abóbada, verdadeira coluna de glória (a bem-aventurança dos eleitos, dos despertados). É o lótus de mil pétalas, que irradia a luz clara do Vazio.

A primeira estátua, a que fabricamos, representa a auto-estima que damos ao mundo ou que desejamos mostrar-lhe.

A segunda estátua, a que fica depois de haver desaparecido a primeira, representa o que pensamos ter dentro de nós, o que não mostramos.

A fumaça representa alguma coisa muito preciosa de nós mesmos, que voltamos a encontrar, que havíamos perdido ou esquecido em virtude da nossa educação.

MANTRAS — PALAVRAS SAGRADAS DE PODER

John Blofeld

Com a evidente expansão do interesse pelas religiões e pelo misticismo do Oriente, um número cada vez maior de pessoas tem se fascinado pelos "mantras", fórmulas sagradas que, na Índia, na China e no Tibete, são decoradas para meditação. Seu significado exato e a maneira como agem têm sido cercados por uma aura de segredo, a fim de preservá-los contra distorções e abusos.

Neste livro único, John Blofeld, autoridade reconhecida em contemplação budista iogue, explica o significado e o processo dessas sagradas palavras de poder. As pessoas que se entregam à meditação entoam-nas sonora e ritmicamente, ou as repetem interiormente, e com freqüência visualizam as sílabas como raios que emanam uma luz gloriosamente colorida.

A eficácia dos mantras como ajuda para a meditação é indiscutível, mas muitas pessoas acreditam que as próprias sílabas se imbuem de poderes maravilhosos ou miraculosos. Blofeld explora esses aspectos mais controversos com grande discernimento e sensibilidade. Muito do seu conhecimento é derivado da experiência direta e provém dos lábios de monges e lamas que conheceu durante toda uma vida passada no Oriente.

John Blofeld, quando jovem, interrompeu seus estudos em Cambridge a fim de ir para a China. Desde então tem viajado exaustivamente pelo Oriente e passa a maior parte de seu tempo estudando e escrevendo sobre Budismo e Taoísmo, na China, no Tibete e na Tailândia, onde vive atualmente.

* * *

De John Blofeld, a Editora Pensamento já editou *O portal da sabedoria*.

EDITORA CULTRIX/PENSAMENTO

HARA — O Centro Vital do Homem
Karlfried Graf Dürckheim

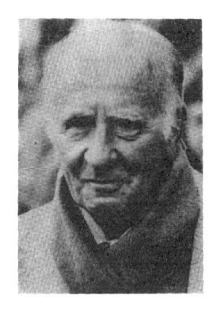

Nas discussões atuais sobre o corpo e a alma surge uma nova voz que deve ser ouvida por todos os que se dedicam à análise dos problemas da humanidade com vista à sua evolução: Karlfried Dürckheim, com seu livro *Hara — O Centro vital do Homem*.

O conceito de Dürckheim sobre o ser humano transcende a distinção entre corpo e alma no contexto de um "indivíduo" destinado a manifestar o Ser divino na vida material e que pode ser ajudado a cumprir esse destino com exercícios mais avançados do que os que costumam ser propostos pela medicina e pela psicologia tradicionais.

Em japonês, *Hara* não significa apenas "barriga" no sentido anatômico do termo, mas contém um significado existencial. Só quem consegue concentrar a gravidade no centro do corpo físico e preservá-la aí tem a chance de amadurecer; e, como pessoa madura, esse ser humano pode transcender o eterno "morrer e renascer" implícito nas leis básicas da vida. Hara não significa "algo físico", nem tampouco "algo espiritual". Hara *é* o ser humano centrado na unidade original. Quem tem Hara demonstra-o com o aumento de sua força vital e com sua maior capacidade de suportar o sofrimento.

Ao mesmo tempo, o Hara serve de elo de ligação entre o Eu sobrenatural, ou divino, e o Eu comum do homem, entre a "experiência religiosa" da unidade original e sua manifestação real no mundo. O conhecimento do Hara é uma das pérolas da sabedoria oriental, mas seu significado humano tem alcance universal.

Karlfried Dürckheim, catedrático de Psicologia e Filosofia na Universidade de Kiel, Alemanha, dedica a segunda parte do seu livro a exercícios práticos para a obtenção do Hara. A introdução de exercícios como parte da grande terapia existencial é uma novidade e atende amplamente às necessidades manifestadas pelo homem moderno.

EDITORA PENSAMENTO

Peça catálogo gratuito à
EDITORA PENSAMENTO
Rua Dr. Mário Vicente, 374 – Fone: 272-1399
04270-000 – São Paulo, SP